华西医学大系

解读"华西现象"

讲述华西故事

展示华西成果

血液病临床护理手册

XUEYEBING LINCHUANG HULI SHOUCE

主 编 冷亚美 牛 挺 陈凤姣

四川科学技术出版社
·成都·

图书在版编目(CIP)数据

血液病临床护理手册 / 冷亚美, 牛挺, 陈凤姣主编.
—成都 : 四川科学技术出版社, 2021.11
(华西医学大系. 临床实用技术系列)
ISBN 978-7-5727-0357-7

Ⅰ.①血… Ⅱ.①冷…②牛…③陈… Ⅲ.①血液病
—护理—手册 Ⅳ.①R473.5-62

中国版本图书馆CIP数据核字(2021)第237113号

血液病临床护理手册

主 编 冷亚美 牛挺 陈凤姣

出 品 人	程佳月
责任编辑	李 栎
封面设计	经典记忆
版式设计	大 路
责任出版	欧晓春
出版发行	四川科学技术出版社
地 址	四川省成都市青羊区槐树街2号 邮政编码：610031
成品尺寸	156mm×236mm
印 张	12 字 数 240 千 插 页 5
印 刷	四川华龙印务有限公司
版 次	2021年12月第1版
印 次	2021年12月第1次印刷
定 价	62.00元

ISBN 978-7-5727-0357-7

本书编委会

主　编　冷亚美　牛　挺　陈凤姣

编　者（排名不分先后）

　　　陈凤姣　杜馨雯　冷亚美　罗玉勤

　　　牛　挺　沈宏宇　张川莉　邹　夏

《华西医学大系》总序

由四川大学华西临床医学院/华西医院（简称"华西"）与新华文轩出版传媒股份有限公司（简称"新华文轩"）共同策划、精心打造的《华西医学大系》陆续与读者见面了，这是双方强强联合，共同助力健康中国战略、推动文化大繁荣的重要举措。

百年华西，历经120多年的历史与沉淀，华西人在每一个历史时期均辛勤耕耘，全力奉献。改革开放以来，华西励精图治、奋进创新，坚守"关怀、服务"的理念，遵循"厚德精业、求实创新"的院训，为践行中国特色卫生与健康发展道路，全心全意为人民健康服务做出了积极努力和应有贡献，华西也由此成为全国一流、世界知名的医（学）院。如何继续传承百年华西文化，如何最大化发挥华西优质医疗资源辐射作用？这是处在新时代站位的华西需要积极思考和探索的问题。

新华文轩，作为我国首家"A+H"出版传媒企业、中国出版发行业排头兵，一直都以传承弘扬中华文明、引领产业发展为使命，以坚持导向、服务人民为己任。进入新时代后，新华文轩提出了坚持精准出版、精细出版、精品出版的"三精"出版发展思路，全心全意为推动我国文化发展与繁荣做出了积极努力和应有贡献。如何充分发挥新华文轩的出版和渠道优势，不断满足人民日益增长的美好生活需要？这是新华文轩一直以来积极思考和探索的问题。

基于上述思考，四川大学华西临床医学院/华西医院与新华文轩出版传媒股份有限公司于2018年4月18日共同签署了战略合作协议，启动了《华西医学大系》出版项目并将其作为双方战略合作的重要方面和旗舰项目，共同向承担《华西医学大系》出版工作的四川科学技术出版社授予了"华西医学出版中心"铭牌。

人民健康是民族昌盛和国家富强的重要标志，没有全民健康，就没有全面小康，医疗卫生服务直接关系人民身体健康。医学出版是医药卫生事业发展的重要组成部分，不断总结医学经验，向学界、社会推广医学成果，普及医学知识，对我国医疗水平的整体提高、对国民健康素养的整体提升均具有重要的推动作用。华西与新华文轩作为国内有影响力的大型医学健康机构与大型文化传媒企业，深入贯彻落实健康中国战略、文化强国战略，积极开展跨界合作，联合打造《华西医学大系》，展示了双方共同助力健康中国战略的开阔视野、务实精神和坚定信心。

华西之所以能够成就中国医学界的"华西现象"，既在于党政同心、齐抓共管，又在于华西始终注重临床、教学、科研、管理这四个方面协调发展、齐头并进。教学是基础，科研是动力，医疗是中心，管理是保障，四者有机结合，使华西人才辈出，临床医疗水平不断提高，科研水平不断提升，管理方法不断创新，核心竞争力不断增强。

《华西医学大系》将全面系统深入展示华西医院在学术研究、临床诊疗、人才建设、管理创新、科学普及、社会贡献等方面的发展成就；是华西医院长期积累的医学知识产权与保护的重大项目，是华西医院品牌建设、文化建设的重大项目，也是讲好"华西故事"、展示"华西人"风采、弘扬"华西精神"的重大项目。

《华西医学大系》主要包括以下子系列：

①《学术精品系列》：总结华西医（学）院取得的学术成果，学术影响力强；②《临床实用技术系列》：主要介绍临床各方面的适宜技术、新技术等，针对性、指导性强；③《医学科普系列》：聚焦百姓最关心的、最迫切需要的医学科普知识，以百姓喜闻乐见的方式呈现；④《医院管理创新系列》：展示华西医（学）院管理改革创新的系列成果，体现华西"厚德精业、求实创新"的院训，探索华西医院管理创新成果的产权保护，推广华西优秀的管理理念；⑤《精准医疗扶贫系列》：包括华西特色智力扶贫的相关内容，旨在提高贫困地区基层医院的临床诊疗水平；⑥《名医名家系列》：展示华西人的医学成就、贡献和风采，弘扬华西精神；⑦《百年华西系列》：聚焦百年华西历史，书写百年华西故事。

我们将以精益求精的精神和持之以恒的毅力精心打造《华西医学大系》，将华西的医学成果转化为出版成果，向西部、全国乃至海外传播，提升我国医疗资源均衡化水平，造福更多的病人，推动我国全民健康事业向更高的层次迈进。

《华西医学大系》编委会

2018 年 7 月

前　言

　　血液系统疾病的治疗专业性强，病人病情变化快，病情观察难度大，监护护理复杂，对护理人员的理论知识和操作技术要求均较高。同时，血液科的新业务、新技术进展快，对血液科临床护理工作提出更高要求。血液科护理人员一定要在良好的职业素质基础上，熟练掌握专业知识和技能，及时更新专科护理观念，才能更好地完成临床护理工作，保证医疗护理质量。为了加强护理队伍建设，提高护理人员业务水平，广泛开展护理人员继续教育，努力培养学习型的护理人员，满足血液系统疾病病人的护理需要，我们在总结临床护理工作经验、查阅相关文献资料的基础上，编撰了《血液病临床护理手册》，希望能对血液系统疾病临床护理工作起到指导作用。本书适用于内科护理人员和肿瘤科护理人员，尤其适合于从事临床一线工作的血液科护理人员参考，也为护理专业学生、血液系统疾病病人及其家属提供了良好的阅读材料。

　　本书由四川大学华西医院血液科组织编写，涵盖了临床上较为常见的血液系统疾病护理和专科护理技术，并体现了近五年的护理新进展。主要内容包括十章：血液系统疾病护理概述、贫血病人的护理、出/凝血性疾病病人的护理、白血病病人的护理、浆细胞病病人的护理、淋巴瘤病人的护理、噬血细胞综合征病人的护理、骨髓增生异常综合征病人的护理、妊娠合并血液病病人的护理，以及血液专科护理技术，如成分输血及护理、治疗性血液成分单采的护理、造血干细胞移植的护理、CAR-T治疗病人的护理、经外周置入中心静脉导管的护理、骨髓穿刺术的护理、腰椎穿刺术的护理。本书突出临床实用性，层次清晰、简明易懂，既包含临床知识，又纳入许多拓展知识和前沿进展。本书旨在让读者在丰富临床知识之余，还能拓展更多其他知识，以扩大读者的知识面。

本书在编写过程中得到了四川大学华西医院血液科各护理组长和各级医生的大力支持，多位老师参与了书稿审阅及修改，在此对各位老师表示诚挚的感谢。血液系统疾病研究进展迅猛，尽管我们已进行反复斟酌和修改，但由于时间和掌握的知识有限，本书错漏难免，祈望广大读者和专家予以批评指正，以使本书质量不断提高，我们将不胜感激。

编　者

2021 年 3 月

目　录

第一章
血液系统疾病护理概述

第一节　概　述

血液系统由血液和造血器官/组织组成。血液系统疾病是指原发于造血系统和主要累及造血系统的疾病。其临床表现主要是机体免疫力下降、出/凝血功能紊乱、外周血中的细胞数量和血浆成分异常。

【造血器官及血细胞的生成】

造血器官/组织包括骨髓、脾、肝、胸腺、淋巴结、胚胎及胎儿的造血组织，以及分散在全身各处的淋巴组织和单核吞噬细胞系统。不同时期的主要造血部位不同，卵黄囊是胚胎期最早出现的造血场所，胚胎早期，肝、脾为主要的造血器官。胚胎后期至出生后，骨髓成为主要的造血器官。当机体需要时，停止造血的肝、脾可恢复造血功能，称为髓外造血。

骨髓是人体主要的造血器官，出生后血细胞几乎都在骨髓内形成。骨髓组织位于骨髓腔内，分为红骨髓（造血组织）和黄骨髓（脂肪组织）。当机体需要时（如大出血），黄骨髓可转变为红骨髓参加造血。

造血干细胞（hematopoietic stem cell，HSC）是一种组织特异性干细胞，具有多向分化的潜能，同时也具有一定的自我更新能力，可通过移植重建受损的造血系统和免疫系统。正常HSC进行不对称有丝分裂，即一个HSC分裂所产生的2个子细胞，其中一个立即分化为造血祖细胞，进一步增殖分化以维持成熟血细胞的数量，另一个则保持HSC的所有特征不变，以保证正常人体能长期或永久地重建造血。脐带血、胎盘血是胎儿期外周血的一部分，含有HSC。出生后HSC主要保留在骨髓，外周血仅含少量HSC。

淋巴系统是免疫系统的一部分，由中枢淋巴器官和周围淋巴器官/组织组成。中枢淋巴器官主要包括胸腺；周围淋巴器官/组织包括淋巴结、扁桃体、胃肠以及皮肤相关淋巴组织。在骨髓中HSC分化成淋巴细胞，其中胸腺依赖淋巴细胞（下文简称T细胞）在胸腺中成熟，参与细胞免疫；骨髓依赖淋巴细胞（下文简称B细胞）在骨髓内成熟，为体液免疫的主要组成部分。在免疫应答过程中，淋巴细胞在周围淋巴器官/组织中可增殖和分化成为各种免疫细胞，如T细胞、B细胞和自然杀伤细胞（NK细胞）等具有免疫功能的淋巴细胞亚群。分散在机体的淋巴器官/组织，通过淋巴循环与血液循环相互联系，形成整体。

单核吞噬细胞系统是血液系统的延伸，是免疫系统的一部分。单核吞噬细胞来源于骨髓中HSC分化产生的粒-单核系祖细胞，在血中为单核细胞，游走至组织成为巨噬细胞，功能处于静止状态的巨噬细胞又称为组织细胞。单核吞噬细胞系统除吞噬、清除异物和衰老伤亡的细胞外，巨噬细胞在免疫应答中发挥重要作用。

【血液组成及血细胞的功能】

血液是由血液中的血浆和细胞成分组成。血浆是一种淡黄色的透明液体，占血液容积的55%；血细胞包括红细胞、白细胞和血小板，占血液容积的45%。

成熟的红细胞呈双凹圆盘形，中央薄，周围较厚，具有较大的表面积，有利于气体交换。红细胞细胞质内充满血红蛋白，具有运输和结合O_2和CO_2的功能。若红细胞数目明显减少，可导致机体重要器官和组织缺氧，并引起功能障碍。网织红细胞是存在于外周血中的未完全成熟的红细胞。网织红细胞计数是反映骨髓造血功能的重要指标，对贫血等血液系统疾病的诊断和预后估计有一定的临床意义。

白细胞的种类多，功能和形态各异。白细胞具有游走、变形、趋化、吞噬等特性，是机体重要的防御系统组成部分。包括：①中性粒细胞：含量最多，具有吞噬异物的功能，尤其是细菌，是机体抵抗细菌入侵的第一道防线。②单核细胞：具有清除死亡和不健康细胞、微生物及其产物的功能，是机体抵抗细菌入侵的第二道防线。③嗜酸性粒细胞：具有抗寄生虫、抗过敏的功能。④嗜碱性粒细胞：具有释放组胺和肝素的功能，与变态反应有关。⑤T细胞：具有调节免疫的功能，参与细胞免疫，占淋巴细胞的75%。⑥B细胞：具有增殖分化为浆细胞并产生抗体的功能，参与体液免疫。当白细胞数量减少，尤其是粒细胞减少时，易诱发各种感染。

血小板主要参与机体的止血和凝血。血浆成分复杂，含有多种凝血与抗凝血因子、补体、抗体、酶、电解质等营养素。各种凝血因子缺乏、血小板数目减少、血小板功能障碍时可导致出血。

【血液系统疾病的分类】

血液系统疾病的分类及举例见表1-1。

表 1-1　血液系统疾病的分类及举例

分 类	举 例
红细胞疾病	各类贫血、溶血、红细胞增多症
粒细胞疾病	粒细胞缺乏症、粒细胞增多症
单核细胞和巨噬细胞疾病	单核细胞增多症、恶性组织细胞病
淋巴细胞和浆细胞疾病	各类淋巴细胞增殖性疾病、淋巴瘤、多发性骨髓瘤
HSC疾病	再生障碍性贫血、骨髓增生异常综合征、急性非淋巴细胞白血病等
脾功能亢进	脾功能亢进
出血性及血栓性疾病	血小板减少性紫癜、血栓性疾病

【血液系统疾病的诊断】

1.病史和体格检查　详细地询问病史和仔细的体格检查可获得疾病诊

断的重要线索。血液系统疾病的常见症状有贫血，出血倾向，发热，肿块，肝、脾、淋巴结肿大，骨痛等。如反复感染不易控制者，常考虑粒细胞缺乏或功能缺陷；出现贫血、黄疸及脾肿大提示慢性溶血；鼻出血、牙龈渗血或月经过多，常是出血性疾病的表现。原发免疫性血小板减少症病人常出现皮肤的瘀点和瘀斑以及鼻腔、牙龈和口腔黏膜的出血；血友病病人常有关节或深部肌肉血肿。还应询问有无药物、毒物或放射性物质接触史，营养及饮食习惯，手术史，月经、孕、产史及家族史等。体格检查中还需注意皮肤黏膜颜色有无改变，有无出血点、黄疸、结节或斑块；舌乳头是否正常；胸骨有无压痛；浅表淋巴结、肝、脾有无肿大，腹部有无肿块等。

2.辅助检查

（1）血象。如血细胞计数及分类、血红蛋白测定以及血涂片细胞形态学的详细观察是最基本的诊断方法，可反映骨髓造血病理变化；网织红细胞计数可反映红细胞的生成功能。

（2）骨髓象及细胞化学染色。①骨髓涂片检查：对白血病、巨幼细胞贫血、多发性骨髓瘤等疾病具有确诊价值。②骨髓组织检查：对再生障碍性贫血、骨髓纤维化、骨髓增生异常综合征、恶性肿瘤的骨髓转移等的诊断有较大帮助。③骨髓细胞电镜检查。④细胞化学染色：是急性白血病的鉴别诊断必不可少的，如过氧化物酶、碱性磷酸酶、非特异性酯酶染色等。

（3）生化检查。如铁代谢指标测定，血清叶酸、维生素B_{12}含量测定，电解质测定等。

（4）出血性疾病检查。出血时间、凝血时间、凝血酶原时间、纤维蛋白原定量为基本检查。也可做血块收缩试验、血小板聚集和黏附试验了解血小板功能。

（5）溶血性疾病检查。血浆游离血红蛋白测定、血清结合珠蛋白测定、含铁血黄素尿试验（Rous试验）、尿潜血常用于血管内溶血；酸化血清溶血试验、蔗糖溶血试验常用于阵发性睡眠性血红蛋白尿症（PNH）；红细胞渗透脆性试验常用于遗传性球形红细胞增多症；抗球蛋白试验常用于自身免疫性溶血性贫血以确定溶血原因。

（6）组织病理学检查。①淋巴结活检：主要用于淋巴结肿大的疾病。

②脾活检：主要用于脾显著增大疾病的诊断。③体液细胞学检查：包括胸水、腹水、脑脊液中的肿瘤细胞的检查。

（7）免疫学检查。①白血病免疫分型。②抗血细胞抗体检测。③免疫球蛋白含量及免疫电泳。④造血细胞调节因子及其受体的测定。免疫组织化学是淋巴瘤诊断的必需检查。

（8）细胞遗传学及分子生物学检查。①染色体检查。②基因诊断。

（9）放射性核素检查。①血容量测定。②红细胞寿命测定。③铁代谢检查。④脾显像。⑤骨髓显像。

（10）影像学检查。①X线检查。②超声成像。③计算机体层成像（CT）。④磁共振成像（MRI）。⑤正电子发射计算机体层成像（PET/CT）等。

【血液系统疾病的治疗】

1.去除病因　使病人脱离致病因素的影响。

2.保持正常血液成分及功能

（1）补充造血所需营养。如缺铁性贫血病人补充铁剂；营养性巨幼细胞贫血病人补充叶酸或维生素B_{12}。

（2）刺激造血。如再生障碍性贫血病人用雄激素刺激造血。

（3）脾切除。切脾可去除体内最大的单核吞噬细胞系统器官，减少血细胞的破坏与潴留，从而延长血细胞的寿命。如遗传性球形红细胞增多症所致的溶血性贫血病人切脾治疗有效。

（4）过继免疫。如异基因HSC移植后的供者淋巴细胞输注。

（5）成分输血和抗生素的使用。如大量失血或严重贫血时输注红细胞，有出血危险或血小板减少时输注血小板，有凝血功能障碍时补充新鲜冰冻血浆等。白细胞减少合并感染时输注抗感染药物。

3.去除异常血液成分和抑制异常功能

（1）化疗和放疗。使用各种化学合成药和电离辐射杀死白血病细胞和淋巴瘤细胞。

（2）诱导分化。用三氧化二砷、全反式维甲酸诱导异常早幼粒细胞快速凋亡或使其分化成正常成熟的粒细胞，是去除白血病细胞的新途径。

（3）治疗性血液成分单采。用血液细胞分离机，选择性地去除血液中某一种成分，用以治疗血液病等。血浆置换术可用于血栓性血小板减少性紫癜、高白细胞白血病、某些自身免疫病及巨球蛋白血症等。

（4）免疫治疗。用糖皮质激素、环孢素A等减少具有异常功能的淋巴细胞数量，抑制异常免疫，治疗再生障碍性贫血、自身免疫性溶血性贫血等。

（5）抗凝和溶栓。治疗弥散性血管内凝血时可采用肝素抗凝，以防止凝血因子进一步消耗；血栓形成时可用尿激酶等溶栓；血小板过多时可使用双嘧达莫等以防止血小板异常凝集。

（6）单克隆抗体治疗。用于治疗淋巴瘤等疾病。

4.造血干细胞移植　造血干细胞移植是一种可能根治血液系统恶性肿瘤和遗传性疾病的方法。

5.靶向治疗　如酪氨酸激酶抑制剂治疗慢性髓系白血病。

6.细胞免疫治疗　嵌合抗原受体T细胞（chimeric antigen receptor T-cells，CAR-T）治疗为肿瘤的新型精准靶向疗法，其在治疗急性淋巴细胞白血病和非霍奇金淋巴瘤中有显著作用。

第二节　血液系统疾病常见症状、体征的护理

【出　血】

1.护理评估

（1）病史。注意询问病人出血的表现形式、发生的急缓、主要部位和范围以及伴随的症状与体征；有无明显的诱因；有无内脏出血及出血的程度；有无发生颅内出血的危险因素及早期表现；家族史；出血后病人的心理反应等。

（2）体格检查。重点评估与出血相关的体征和特点，包括有无皮肤黏膜、鼻腔及口腔牙龈出血等。对自诉头痛者，要注意监测生命体征与意识状态，检查瞳孔变化和脑膜刺激征。

（3）辅助检查。血小板计数，出、凝血时间，凝血因子等有关出、凝血的实验室检查指标。

2.主要护理问题

（1）有组织完整性受损的危险。与血小板减少、血管壁异常、凝血因子缺乏引起的出血有关。

（2）恐惧。与出血量大、反复出血有关。

3.护理措施

（1）病情观察。注意病人出血发生的部位、发展和消退情况。观察病人有无皮肤瘀斑和瘀点、鼻腔出血、牙龈出血、球结膜出血、血尿、咯血、便血、呕血等，女病人注意月经量、有无血凝块及月经期限异常。注意观察各种脏器出血的表现，及时报告医生，协助医生进行处理并做好详细记录。

（2）监测生命体征及实验室检查结果。血小板计数$\leq 50 \times 10^9$/L，采取预防出血措施，指导病人减少活动。血小板计数$\leq 20 \times 10^9$/L或有明显出血征象时，病人应绝对卧床休息，并监测生命体征、神志变化，密切观察出血的部位及出血量，出血停止后可适当增加活动。

（3）预防出血。指导病人做好自我防护，避免不必要的身体损伤。指导病人勿用手搔抓皮肤、挖鼻孔、错误修剪指甲等。高热时禁止使用酒精擦浴，以免毛细血管扩张导致出血。指导病人进食温、软饮食，保持大便通畅，勿用力排便。鼻腔黏膜干燥者可使用清鱼肝油润鼻腔。用软毛牙刷刷牙，勿剔牙，有明显口腔黏膜血疱或牙龈出血者暂停使用牙刷刷牙，以生理盐水或漱口液漱口，定时给予口腔护理，必要时可使用去甲肾上腺素稀释液或凝血酶帮助止血。

（4）用药和输血。遵医嘱使用止血药物，必要时输注血小板、凝血因子、新鲜冰冻血浆等。

（5）避免医源性损伤。各种护理操作动作轻柔，减少或避免不必要的穿刺和其他侵入性检查，如导尿、安置胃管等。骨髓穿刺术和腰椎穿刺术后用敷料加压包扎，必要时使用冰袋加压止血。

（6）关节腔出血的护理。早期应局部冷敷，避免热敷，协助病人抬高患肢，减少活动，使出血关节处于功能位。

（7）颅内出血的防护。避免剧烈咳嗽、情绪激动、过度用力排便，保证睡眠。若病人突然出现剧烈头痛、视力模糊、瞳孔不等大、对光反射迟钝等提示颅内出血，积极配合抢救。①立即去枕平卧，头偏向一侧。②保持呼吸道通畅，吸出分泌物，及时吸氧。③建立静脉通道保证药物及时、有效到达体内。④观察并记录生命体征、意识状态、瞳孔、尿量的变化，做好床旁交接。

（8）心理护理。加强沟通，耐心倾听，及时沟通，及时了解病人及家属的需求与忧虑，给予必要的解释和疏导，避免不良刺激的影响，给予病人心理支持，增加其安全感。

【贫　血】

1.护理评估

（1）病史。注意询问病人与贫血相关的病因、诱因或有关因素，如年龄、饮食习惯、特殊药物使用情况、物理/化学有害因子接触史、家族史等。

（2）体格检查。重点评估与贫血相关的体征和特点，如皮肤黏膜的苍白程度，心率的变化，反甲，黄疸，肝、脾、淋巴结肿大。

（3）辅助检查。血、尿、大便三大常规，肝、肾功能，骨髓象等。

2.主要护理问题

（1）营养失调。低于机体需要量，与摄入不足、需要量增加、丢失过多、吸收障碍等有关。

（2）活动无耐力。与贫血引起组织缺氧有关。

（3）知识缺乏。缺乏与疾病相关治疗和护理方面的知识。

（4）有感染的危险。与贫血引起营养缺乏、机体抵抗力降低有关。

（5）有受伤的危险。与贫血引起的头晕、乏力有关。

3.护理措施

（1）病情观察。密切观察病人的神志、生命体征，贫血进展的程度，注意皮肤黏膜、尿色、尿量的变化。倾听病人主诉，有无头晕眼花、头痛、耳鸣、食欲下降、恶心、全身乏力、四肢酸痛、活动后心悸和气促，女病人有无月经紊乱、停经等表现，并做好详细记录。

（2）症状护理。贫血病人一般会出现头晕、乏力、头痛、注意力下降等症状，在贫血状况未得到纠正前，要指导病人加强休息，减少机体耗氧量。严重贫血时应严格卧床休息，必要时给予吸氧缓解缺氧症状。

（3）生活护理。与病人共同制订活动计划，量力而行，循序渐进，提高生活质量。慢性期及中度贫血的病人应增加卧床休息的时间，减少活动。严重贫血病人应绝对卧床休息，限制活动，变换体位应缓慢，避免发生体位性低血压、晕厥、跌倒受伤；保持病房的安静及床单位的舒适、整洁，护理人员做好生活护理。

（4）饮食指导。给予高蛋白质、高热量、高维生素、易消化的饮食，少食多餐。根据贫血的不同病因提供合理的饮食，纠正偏食的不良习惯，有针对性地提供缺乏的营养成分，避免病人进食某些可能诱发或加重贫血的饮食。强调食物多样性、均衡饮食及适宜的进食方法，帮助病人养成良好的饮食习惯。

（5）预防感染。保持病室环境干净整洁，做好基础护理，指导病人保持口腔卫生、皮肤清洁干燥等。严格执行无菌操作，避免医源性感染。

（6）输血护理。严格执行输血制度，认真做好查对工作。对于严重贫血病人，在输血过程中输血速度不宜过快，以免发生心力衰竭；加强巡视，密切观察有无输血反应，如输血过程中病人出现脉搏加快、胸闷、咳嗽、气促等左心衰竭表现时，应立即停止或减慢输血速度，予以吸氧、端坐位休息，并通知医生。

【感　染】

1.护理评估

（1）病史。询问病人症状出现的急缓、热度及其热型的特点，注意询问相关的病因、诱因或有关因素，如过劳、受凉、感冒等；有无相关感染的临床表现，如咳嗽、牙疼、腹痛、肛周疼痛等。

（2）体格检查。观察病人的生命体征，尤其是体温；观察感染征象，皮肤黏膜有无破溃，咽部和扁桃体有无充血肿大及化脓，肺部有无啰音，腹部有无压痛等。

（3）辅助检查。血、尿、大便三大常规、X线检查、血培养、分泌物细菌涂片或培养等。

2.主要护理问题

体温异常——体温过高，与感染有关。

3.护理措施

（1）病情观察。密切观察病人神志、生命体征，如出现畏寒、发热、咽喉疼痛、口腔牙龈肿痛、咳嗽、咳痰、尿频、尿急、尿痛、肛周红肿疼痛等，即提示病人可能发生感染，应通知医生并协助医生处理。

（2）发热的护理。监测体温变化，每日测量体温4~6次，以及早发现感染征象。发热时，观察病人有无畏寒、咽痛、咳嗽等伴随症状，酌情予温水擦浴或冰块物理降温，必要时遵医嘱给予药物降温。有出血倾向的病人禁用阿司匹林及酒精擦浴，避免加重出血。观察降温效果，及时更换汗湿的衣服。注意病人安全，防止跌倒、坠床。

（3）改善环境。保持病室安静整洁，定时通风，保持室内空气流通，温度在18~22℃，湿度在60%，定时清扫消毒。限制陪伴和探视人员的人数和探视时间，患有感冒的人员勿探视，防止交叉感染。进行超大剂量化疗或HSC移植期间病人免疫力低，应采取保护性隔离，入住单人间或无菌层流病房。

（4）预防感染。①嘱病人根据天气变化及时加减衣物，进行操作时注意不要裸露过多躯体，防止受凉感冒。②操作时严格遵守无菌原则，接触病人前后应洗手避免交叉感染。③指导病人睡前及便后用温水清洁外阴及肛周，预防感染，有痔疮或肛裂等时使用艾利克稀释液坐浴。④指导病人养成良好的个人卫生习惯，注意用物清洁，定期洗澡、更衣及更换床单、被套。⑤保持口腔的清洁卫生。⑥危重病人做好生活护理，预防压疮。⑦指导病人佩戴口罩，避免去人员密集的公众场合。

（5）饮食护理。鼓励病人进食，注意饮食卫生，不吃生、冷、硬、粗糙、刺激性大、不易消化的食物或饮料；食物以高热量、高维生素、高蛋白质、易消化、无刺激为宜。多饮水，每日2 000~3 000 ml，保持水和电解质平衡，防止发生脱水，必要时给予静脉营养支持。

【前沿进展】

化疗所致恶心、呕吐的预测因素

血液系统恶性肿瘤治疗副作用中，化疗所致恶心、呕吐（CINV）可能最为严重且痛苦。CINV的预测因素如下。

1. 化疗药物　根据CINV的风险，不同的化疗药物可大致分为四类。

（1）高度致吐。呕吐风险高于90%，如蒽环类药物、达卡巴嗪等。

（2）中度致吐。呕吐风险30%~90%，如三氧化二砷、阿扎胞苷等。

（3）低度致吐。呕吐风险10%~30%，如贝利司他、博纳吐单抗等。

（4）极低度致吐。呕吐风险低于10%，如普拉曲沙、长春碱等。

除了化疗方案，给药途径、速率以及剂量均可影响致吐性。

2. 病人相关因素

（1）既往化疗发生呕吐者。

（2）女性。

（3）年轻。

（4）有显著饮酒史。

（5）5-HT$_3$受体拮抗剂代谢快速者。

（6）发生化疗急性呕吐的病人发生迟发性呕吐的可能性更大。

（7）有晕动病史的病人。

【知识拓展】

化疗所致恶心、呕吐的分类

明确化疗所致恶心、呕吐（CINV）的不同类型，对其预防和治疗都有重要意义，目前分为以下三类。

1. 急性呕吐　最常在化疗1~2小时开始，通常在4~6小时达到高峰。

2. 迟发性呕吐　出现于化疗后24小时之后。

3. 预期性呕吐　发生于治疗前，是既往化疗周期中已出现过显著恶心和呕吐的病人的一种条件反射。

第二章
贫血病人的护理

第一节　概　述

【概　述】

贫血（anemia）是指外周血单位容积中的血红蛋白（Hb）浓度、红细胞（RBC）计数和血细胞比容（HCT）低于正常值的低限，不足以运输足够的氧至组织而产生的综合征。贫血是一种常见的临床症状，可以是由不同原因或不同疾病引起的，不是一个独立的疾病。我国普遍认为在海平面地区，成年男性Hb<120 g/L，成年女性Hb<110 g/L即为贫血。

【分　类】

基于不同的标准，贫血有不同的分类。

1.按细胞形态学分类　具体内容见表2-1。

表 2-1　贫血的细胞形态学分类

类型	MCV（fl）	MCH（pg）	MCHC（%）	举例
大细胞性贫血	>100	>32	32~35	巨幼细胞贫血（叶酸或维生素B_{12}缺乏）

续表

类型	MCV (fl)	MCH (pg)	MCHC (%)	举例
正常细胞性贫血	80~100	26~32	32~35	急性失血性贫血、溶血性贫血
小细胞低色素性贫血	<80	<26	<32	缺铁性贫血、珠蛋白生成障碍性贫血

注：MCV，平均红细胞体积；MCH，平均红细胞血红蛋白量；MCHC，平均红细胞血红蛋白浓度。

2.按贫血的严重程度分类　国内按贫血的程度将贫血分为轻度（Hb>90 g/L，且低于正常值下限），中度（Hb 60~90 g/L），重度（Hb 30~59 g/L）和极重度（Hb<30 g/L）。

3.按贫血的病因和发病机制分类　具体内容见表2-2。

表2-2　根据病因和发病机制对贫血的分类

大类	亚类	举例
红细胞生成减少	造血物质缺乏	缺铁性贫血、巨幼细胞贫血（叶酸/维生素B_{12}缺乏）
	造血功能障碍	①造血功能衰竭：再生障碍性贫血 ②异常造血：骨髓增生异常综合征 ③骨髓浸润：白血病、淋巴瘤、骨髓瘤、转移癌、骨髓纤维化
红细胞破坏过多	红细胞内在缺陷	①遗传性：a.红细胞膜缺陷，如遗传性球形红细胞增多症；b.红细胞酶缺陷，如葡萄糖-6-磷酸脱氢酶缺乏症；c.珠蛋白异常，如珠蛋白生成障碍性贫血 ②获得性：阵发性睡眠性血红蛋白尿
	红细胞外在因素	免疫性溶血性贫血，物理、化学、机械、生物因素引起的溶血性贫血
红细胞丢失过多		①急性失血性贫血 ②慢性失血性贫血

【临床表现】

乏力为贫血最常见的全身症状。贫血的临床表现主要与贫血的病因、血液携氧能力下降的程度、血容量下降程度、发生贫血的速度和各系统对贫血的代偿和耐受能力五个因素有关。具体症状如下。

1.皮肤黏膜　皮肤黏膜苍白是贫血最常见的体征。

2.呼吸循环系统　活动后心悸气促是最常见的临床表现，多见于中度以上贫血或急性贫血的病人，严重者可出现心力衰竭。

3.神经肌肉系统　疲乏无力、头晕头痛、耳鸣、眼花、嗜睡、晕厥等。感觉异常是恶性贫血的常见症状。

4.消化系统　食欲下降、恶心、腹胀等。吞咽困难见于慢性缺铁性贫血。

5.泌尿生殖系统　失血性贫血可导致少尿或无尿、月经紊乱、月经量减少或闭经、性功能减退等。

6.内分泌系统　长期贫血会影响甲状腺、性腺、肾上腺、胰腺的功能，且某些自身免疫病可同时累及一个甚至数个内分泌器官，导致激素分泌异常。

7.免疫系统　贫血会引起免疫系统的改变，输血、治疗贫血的药物也有可能改变免疫功能。

【治疗要点】

1.病因治疗　是贫血治疗的关键。针对引起贫血的不同病因，去除病因后可使贫血得以改善。

2.支持治疗　当病人因贫血出现严重的临床症状时，根据情况采用成分输血，纠正病人一般情况，提高组织供氧，以维持机体重要脏器功能。

3.补充造血所需的元素　如铁缺乏造成的缺铁性贫血，合理补充铁后可取得良好疗效。

4.造血生长因子或造血刺激药物　雄激素用于治疗再生障碍性贫血有刺激骨髓造血和红细胞生成素生成的效应。

5.免疫抑制剂　糖皮质激素可用于自身免疫性溶血性贫血。

6.异基因造血干细胞移植　用于骨髓造血功能衰竭的病人。

7.脾切除。

第二节　巨幼细胞贫血病人的护理

【概　述】

巨幼细胞贫血（megaloblastic anemia，MA）是体内叶酸和（或）维生素B_{12}缺乏或某些影响核苷酸代谢的药物导致细胞核脱氧核糖核酸（DNA）合成障碍所致的贫血，以外周血的大细胞性贫血及骨髓中出现巨幼细胞为主要临床特点。

【病　因】

1.叶酸缺乏

（1）摄入量不足。偏食、膳食质量差，缺乏新鲜绿色蔬菜或肉、蛋，或烹调不当，导致叶酸被大量破坏；婴儿人工哺养不当或母乳中缺乏叶酸。

（2）需求量增加。见于婴幼儿、青少年、妊娠期妇女、哺乳期妇女，以及甲状腺功能亢进症（简称甲亢）、慢性感染、恶性肿瘤病人等。

（3）吸收不良。见于腹泻、小肠炎症、肿瘤和肠切除术后等。

（4）药物影响。抗核苷酸合成药物，如甲氨蝶呤可干扰叶酸的利用。

（5）叶酸排出增加。血液透析、酗酒可增加叶酸排出。

2.维生素B_{12}缺乏

（1）摄入减少。完全素食者，因摄入量减少导致维生素B_{12}缺乏。

（2）吸收障碍。是维生素B_{12}缺乏最常见的原因，如恶性贫血、胃切除、胃酸和胃蛋白酶缺乏、肠道疾病、药物影响等。

（3）利用障碍。麻醉用药氧化亚氮、先天性钴胺传递蛋白Ⅱ缺乏可引起维生素B_{12}的利用障碍。

（4）需要增加。甲亢、婴儿期、寄生虫感染、珠蛋白生成障碍性贫血病人对维生素B_{12}需求量增加。

（5）排出增加。肝病、肾病病人维生素B_{12}的排出增加。

（6）破坏增多。大剂量的维生素C具有抗氧化作用可破坏维生素B_{12}。

3.药物作用、酶的缺陷及其他　某些抗肿瘤、抑制免疫及抗病毒药物，可以影响DNA的合成。如某些原因不明的维生素B_6和维生素B_1反应性的巨幼细胞贫血。

在我国，巨幼细胞贫血以叶酸缺乏者多见，维生素B_{12}缺乏者较少见。叶酸缺乏常见于经济落后地区或有胃肠手术史的病人。而在欧美，维生素B_{12}缺乏多见的原因是偏食或过长时间烹煮食品以及有内因子抗体。

【发病机制】

巨幼细胞贫血的发病机制主要是细胞内DNA合成障碍，使细胞增殖受抑制，可能触发凋亡机制，导致幼红细胞过度凋亡，在骨髓内未到成熟阶段即遭到破坏。

巨幼细胞贫血是由于叶酸或（及）维生素B_{12}缺乏，导致细胞DNA合成障碍。在造血系统表现为造血细胞核/质发育不平衡，细胞核发育落后于细胞质，细胞体积大，呈巨幼样改变。受累的红系前体细胞不能正常分化发育至成熟红细胞，在骨髓中破坏或凋亡。

【诊断要点】

1.临床表现

（1）贫血。起病缓慢，常有面色苍白、乏力、活动耐力下降、头晕、心悸等贫血症状。重度贫血者出现全血细胞减少、反复感染，少数可出现轻度黄疸。

（2）消化系统。口腔黏膜、舌乳头萎缩，舌面呈"牛肉样舌"或"镜面舌"，可伴舌痛，胃肠道黏膜萎缩可引起食欲不振、恶心、呕吐、腹胀、腹泻或便秘。

（3）神经精神症状。手足麻木，感觉迟钝，严重者可导致抑郁、失眠、记忆力下降、谵妄、幻觉、妄想，甚至精神错乱、人格变态。

2.辅助检查

（1）血象。血象呈大细胞性贫血（MCV＞100 fl）。血涂片中红细胞大小不等，可见大椭圆形红细胞。粒细胞体积增大，中性粒细胞核分叶增多（可见细胞核＞5叶粒细胞），血小板减少常见，可出现全血细胞减少。

（2）骨髓象。骨髓增生活跃，以红系增生为主。骨髓各系细胞均可见巨幼样改变，以红系最为明显。

（3）叶酸和维生素B_{12}测定。血清叶酸<6.81 nmol/L可诊断叶酸缺乏。血清维生素B_{12}<74 pmol/L可诊断维生素B_{12}缺乏。

3.诊断标准

（1）有叶酸或维生素B_{12}缺乏的病因及临床表现。

（2）外周血呈大细胞性贫血（MCV>100 fl），有大椭圆形红细胞，中性粒细胞核分叶过多，5叶者>5%或有6叶者出现。

（3）骨髓呈现典型的巨幼样改变，巨早幼红细胞和巨中幼红细胞增多，巨晚幼红细胞有Howell–Jolly小体。

（4）血清叶酸<6.81 nmol/L、红细胞叶酸<227 nmol/L、维生素B_{12}<74 pmol/L。

【治疗要点】

1.一般治疗　治疗基础疾病，去除病因。纠正偏食及不良的烹调习惯。

2.补充叶酸或维生素B_{12}

（1）叶酸缺乏者给予叶酸口服。胃肠道不能吸收者可肌内注射四氢叶酸钙至血红蛋白恢复正常。

（2）维生素B_{12}缺乏者肌内注射维生素B_{12}，直至血红蛋白恢复正常。恶性贫血或胃全部切除者需终生采用维持治疗。对于单纯维生素B_{12}缺乏的病人，不宜单用叶酸治疗，否则会加重维生素B_{12}的缺乏，特别要警惕神经系统症状的发生或加重。

3. 输血　通常情况下，本病病人无须输血，但当病人病情严重、全身衰竭或心力衰竭时可输入红细胞悬液，尽快纠正贫血。

4. 严重的巨幼细胞贫血病人在补充治疗后要警惕低钾血症的发生。因为在贫血恢复的过程中，大量血钾进入新生成的细胞内，会导致血钾含量突然降低，出现低钾血症，对老年病人和有心血管疾病、纳差者应特别注意及时补充钾盐。

【主要护理问题】

1. 活动无耐力　与贫血有关。
2. 营养失调　低于机体需要量。与叶酸、维生素B_{12}缺乏有关。
3. 有受伤的危险　跌伤。与贫血导致头晕、乏力等有关。
4. 感知改变　与维生素B_{12}缺乏引起神经系统损害有关。
5. 知识缺乏　缺乏巨幼细胞贫血的预防、治疗等知识。

【护理措施】

1. 一般护理　评估病人贫血的程度，嘱咐病人适当休息，严重贫血者应绝对卧床休息。更换体位时，动作不宜过快，预防体位性低血压引起晕厥和跌伤。病情观察：观察病人皮肤黏膜变化，有无食欲不振、腹胀、腹泻及神经系统症状。

2. 饮食指导　给予富含维生素B_{12}和叶酸丰富的食物，如新鲜蔬菜、水果、动物肝脏，并及时纠正偏食及挑食的习惯。

3. 用药护理　药物治疗期间严密观察血常规变化。使用叶酸治疗之前必须了解有无维生素B_{12}缺乏的可能，否则会加重维生素B_{12}缺乏所致神经系统病变。使用维生素B_{12}治疗中可能出现低钾血症，需严密观察病人缺钾症状，及时补钾。输血时严密观察有无输血反应。

4. 心理护理　向病人讲解巨幼细胞贫血的相关知识、治疗目的。告诉病人本病需及时治疗，认真配合治疗，恢复很快，预后良好。鼓励病人表达自身感受，耐心倾听病人诉说，帮助病人建立战胜疾病的信心。鼓励病人家属和朋友给予病人关心和支持。

5. 并发症的预防和护理

（1）神经系统并发症。单纯的维生素B_{12}缺乏者，不能单用叶酸治疗，否则会加重维生素B_{12}缺乏，导致神经或精神症状的发生或加重。护理工作中严密观察病人有无外周神经炎及精神症状的发生。病人出现精神症状时尽量减少一切刺激因素，24小时留人员陪伴。

（2）低钾血症。严重贫血、老年及心血管疾病病人、纳差者在贫血恢复过程中注意监测血钾，及时补充钾盐。尽量口服补钾，不能口服者经静脉补钾。护理工作中严密观察病情变化，有无疲乏、软弱、无力，腱反射减弱，腹胀、肠鸣音减弱，心律不齐等症状。口服补钾宜稀释后于餐后服用，避免引起胃部不适。静脉补钾时注意观察病人外周静脉情况，有无渗漏、红肿及疼痛，注意氯化钾的浓度、总量、输液的速度。静脉补钾的注意事项如下。①尿量：见尿补钾，尿量要在30 ml/h以上。②浓度：氯化钾浓度一般不超过0.3%，禁止静脉推注。③速度：不可过快，成人静脉滴速不超过60滴/分。④总量：每天补钾要准确计算，对一般禁食病人无其他额外损失时，10%氯化钾30 ml/d（3 g/d）为宜；严重缺钾者，不宜超过8 g/d。

6. 健康教育 嘱咐病人改善膳食质量，改变烹调习惯，勿将蔬菜烹调时间过长。改变偏食及挑食习惯。对婴幼儿合理喂养。胃肠道疾病病人及素食者应定时补充维生素B_{12}及叶酸，以防巨幼细胞贫血的发生。

【前沿进展】

药物导致的巨幼细胞贫血

1.可引起维生素B_{12}缺乏继而导致巨幼细胞贫血的药物

（1）质子泵抑制剂/H_2受体阻滞剂/抗酸剂。胃酸帮助维生素B_{12}与食物蛋白质分离，从而能够与内因子结合，因此减少胃酸的药物可能会降低维生素B_{12}的吸收。长期用药更可能引起有临床意义的维生素B_{12}缺乏。

（2）二甲双胍。维生素B_{12}吸收减少是长期使用二甲双胍及其他双胍类药物的明确不良反应，发生率相对较高，在一些研究中高达30%。二甲双胍导致维生素B_{12}吸收减少的机制与钙稳态改变有关，肠道吸收维生素B_{12}内因子复合物需要钙，补钙可以逆转二甲双胍对维生素B_{12}吸收的影响。在开始使用二甲双胍治疗后3~4个月，可见血清维生素B_{12}水平降低，不过维生素B_{12}缺乏的症状更可能在使用二甲双胍治疗5~10年才出现。

（3）氧化亚氮。氧化亚氮（N_2O，又称笑气）可用作吸入麻醉剂。氧化亚氮使维生素B_{12}失活，并损害其作为甲硫氨酸合酶辅因子的能力，进而导致一碳代谢减少并对DNA合成和甲基化反应产生影响。它可能促使与维生素B_{12}缺乏有关的表现迅速出现，例如，贫血、神经或精神症状。

2.可引起叶酸缺乏继而导致巨幼细胞贫血的药物 一些药物会干扰叶酸代谢，导致DNA合成障碍从而导致巨幼细胞贫血。

（1）抗叶酸盐。如甲氨蝶呤、氨基蝶呤、柳氮磺吡啶、培美曲赛。甲氨蝶呤在结构上几乎与叶酸相同，可通过叶酸载体进入细胞后获得一条多聚谷氨酸链作为二氢叶酸还原酶强有力的抑制剂发挥作用。通过阻断 $FH_2 \rightarrow FH_4$ 反应，或同时抑制其他叶酸代谢酶使叶酸迅速从1–碳片段载体池移出，使核苷的生物合成下降，导致DNA合成紊乱。

（2）抗生素。某些抗生素会抑制二氢叶酸还原酶，例如，甲氧苄啶、乙胺嘧啶。

（3）抗惊厥药。如苯妥英钠、苯巴比妥、卡马西平。抗惊厥药可能会影响叶酸吸收和/或细胞利用。

【知识拓展】

维生素 B$_{12}$ 缺乏与叶酸缺乏的鉴别

巨幼细胞贫血病人区分维生素B$_{12}$缺乏和叶酸缺乏的方法如下。

1.饮食习惯　维生素B$_{12}$缺乏可见于未补充维生素B$_{12}$的素食者。生活在资源丰富地区且饮食正常的人缺乏叶酸的可能性很小。而叶酸缺乏在有酗酒史或叶酸摄入量明显减少的人群中常见。

2.典型临床表现　脊髓亚急性联合变性的典型临床表现仅见于维生素B$_{12}$缺乏者。

3.发病时间　由于人体内维生素B$_{12}$的总储存量非常大（3~5 mg），可使大部分病人的维生素B$_{12}$维持在充足水平5~10年（母亲缺乏维生素B$_{12}$的婴儿在出生时可能就有维生素B$_{12}$缺乏；暴露于氧化亚氮，维生素B$_{12}$会迅速耗尽）。然而，人体内叶酸的储存量较低（5~10 mg），且会在正常细胞分裂期间迅速耗尽，因此叶酸缺乏相较于维生素B$_{12}$缺乏发生更为迅速。

第三节　溶血性贫血病人的护理

【概　述】

溶血性贫血（hemolytic anemia，HA）是红细胞在体内遭到破坏，寿命缩短，骨髓造血功能代偿不足所引起的一组贫血。

【病　因】

1.红细胞内在缺陷

（1）遗传性缺陷。红细胞膜异常、红细胞酶异常、珠蛋白合成异常。

（2）获得性缺陷。如阵发性睡眠性血红蛋白尿。

2. 红细胞外在因素

（1）免疫性因素。如自身免疫性溶血性贫血、血型不合的输血反应及新生儿溶血症。

（2）血管性因素。如微血管病性溶血性贫血、瓣膜病或血管壁被反复挤压。

（3）化学药物和生物因素。如服用磺胺类药物、溶血性链球菌感染及毒蛇咬伤等。

【发病机制】

不同病因的溶血，红细胞破坏的机制也不同。

1. 红细胞破坏增加

（1）血管内溶血。血液循环中的红细胞被破坏，游离血红蛋白释放，形成血红蛋白血症，如阵发性睡眠性血红蛋白尿、血型不合的输血反应等，血红蛋白直接释放入血，经尿排出，形成血红蛋白尿。

（2）血管外溶血。单核吞噬细胞系统将红细胞吞噬消化，如自身免疫性溶血性贫血。

2. 红细胞代偿　当红细胞破坏后，刺激骨髓红系细胞代偿性增生以维持血红蛋白的稳定，如增生不足以代偿时，即发生溶血性贫血，出现血红蛋白浓度的下降。

【诊断要点】

1. 临床表现

（1）急性溶血。起病急骤，寒战，高热，头痛，腰背、四肢酸痛，腹痛，伴有恶心、呕吐和腹泻，迅速出现贫血、黄疸、胸闷、气促、心悸及血红蛋白尿，重者出现休克、心力衰竭和急性肾功能衰竭。

（2）慢性溶血。起病缓慢，病程长，主要有以下表现：①贫血：多为轻、中度贫血，仅表现为面色苍白。②黄疸：常伴有轻微黄疸，可持续存在。③脾肿大：通常有轻、中度脾肿大，可伴左上腹隐约沉重感。

2. 辅助检查

（1）红细胞破坏增多的检查。血红蛋白浓度和红细胞计数下降；血清总胆红素增高，以间接胆红素增高为主；血清结合珠蛋白减少；尿胆原排出增多；血管内溶血的实验室证据为血浆游离血红蛋白增加、血红蛋白尿、含铁血黄素尿，微血管内溶血时血涂片可见红细胞碎片。

（2）骨髓象。网织红细胞增多；外周血出现幼红细胞；外周血涂片发现红细胞大小不等，红细胞多染性；骨髓幼红细胞增生；血清转铁蛋白受体增多。

（3）针对红细胞自身缺陷和外部异常的检查。这是溶血性贫血的特殊检查，用于确立病因与鉴别诊断。

3. 诊断标准　根据病史、临床表现及实验室检查首先确定是否为溶血性贫血，再进一步确定溶血的类型及病因。

（1）自身免疫性溶血性贫血。分为温抗体型和冷抗体型。温抗体型抗人球蛋白试验阳性，冷抗体型冷凝集素试验阳性。

（2）阵发性睡眠性血红蛋白尿。酸化溶血试验阳性，尿含铁血黄素试验阳性。

（3）葡萄糖-6-磷酸脱氢酶（G-6-PD）缺乏症。G-6-PD活性降低。

（4）遗传性球形红细胞增多症。血管外溶血为主的实验室依据。

【治疗要点】

1. 去除病因和诱因，治疗原发病

（1）冷抗体型自身免疫性溶血性贫血病人应注意防寒保暖。

（2）葡萄糖-6-磷酸脱氢酶缺乏症病人应避免食用蚕豆和具氧化性质的食物以及避免接触樟脑制剂。

（3）药物引起的溶血性贫血应立即停药。

（4）感染引起的溶血性贫血应予以抗感染治疗。

2. 糖皮质激素及免疫抑制剂　主要用于治疗自身免疫性溶血性贫血，常用药物有泼尼松、环磷酰胺、硫唑嘌呤等。

3. 脾切除　适用于异常细胞主要在脾破坏者，如遗传性球形红细胞增多症。

4. 成分输血　从严掌握指征，贫血严重者可输注红细胞以改善贫血症状。

5. 美罗华（利妥昔单抗注射液）　用于难治性自身免疫性溶血性贫血。

【主要护理问题】

1. 活动无耐力　与溶血性贫血有关。
2. 自我形象紊乱　与长期用糖皮质激素有关。
3. 疼痛　与红细胞破坏后分解产物对机体的毒副作用有关。
4. 潜在并发症　休克、心力衰竭、急性肾功能衰竭。
5. 知识缺乏　缺乏疾病的相关知识。

【护理措施】

1. 病情观察　密切观察病人的神志、生命体征、贫血进展的程度，皮肤黏膜有无黄染，病人的尿色、尿量；倾听病人主诉，有无头痛、恶心、呕吐、四肢酸痛等表现，及时汇报医生并做详细记录。慢性贫血病人体内常处于红细胞破坏过度与加速生成的脆弱平衡状态，若此状态失衡，病人突然出现血红蛋白尿、明显贫血及黄疸，突起寒战、高热、头痛时，则发生"溶血危象"，应高度警惕。对于慢性溶血性贫血的病人仍应注意观察病情的发展，经常询问病人有无异常及不适，以便及早处理。

2. 生活护理　对于急性溶血或慢性溶血合并溶血危象的病人应绝对卧床休息，保持病房的安静及床单位的舒适，护士应做好生活护理。对于慢性期及中度贫血的病人应增加卧床休息的时间，减少活动，与病人共同制订活动计划，量力而行，循序渐进，直至病人可生活自理，提高生活质量。

3. 治疗用药的观察及护理

（1）由于溶血性贫血的病人使用糖皮质激素的时间长，应注意观察药物的副作用，如电解质紊乱、继发感染、上消化道出血等征象，应监测病人的血压、血糖。

（2）反复向病人讲解用药的注意事项，必须按时、按量服用，在停药过程中应逐渐减量，防止因突然停药出现的反跳现象。

（3）向病人讲解糖皮质激素治疗的重要性及不良反应，强调这些不良反应在治疗后一般会逐渐消失，鼓励病人正确对待形象的改变，必要时可给予一定的修饰。

4. 对症护理

（1）急性肾功能衰竭。应绝对卧床休息，每日测量体重，记好出入量，监测电解质、血象、尿素氮、肌酐等检查结果，在饮食上向病人讲解控制水分及钠盐摄入的重要性，给予病人高热量、高维生素、低蛋白质的饮食，减轻肾脏的负担，促进血红蛋白的排泄，可使用干热疗法——将灌入60~70℃热水的热水袋用棉布包裹后置于双侧腰部，促进肾血管的扩张，缓解肾缺血、缺氧，延缓肾功能衰竭。

（2）腰背疼痛。给予病人舒适的体位、安静的环境，利于病人的休息。向病人讲解疼痛的原因，鼓励多饮水，促进代谢物的排泄，教会病人使用精神转移法，转移对疼痛的关注，必要时遵医嘱使用镇痛剂。

（3）冷凝集素综合征。指最适反应温度在30℃以下的自身红细胞产生的抗体为冷抗体所引起的自身免疫性溶血性贫血。此类病人保温尤为重要。因为冷抗体型的病人在急性发作期会出现轻度黄染和肝、脾肿大，受冷部位皮肤出现荨麻疹样的丘疹和风疹团块是血液黏滞的主要表现，所以应严密观察病人皮肤，注意皮肤末端保暖，如手、足、耳部。同时，此类病人合血、输血和输液时也需特别注意保温：及时抽取合血标本后放入温度保持在30~35℃保温盒内，立即送检，防止标本溶血；输血和输液都须在距离穿刺点20 cm处夹恒温加热器将液体加温至35℃后输入病人体内，以免温度过低导致血管内凝血。

5. 输血的护理

（1）严格掌握输血适应证。急性溶血性贫血和慢性溶血性贫血明显时，输血是一种非常重要的疗法，但输血也要根据病人具体情况而定，对于冷凝集素综合征的病人应该尽量避免输血，因为输血会带入新鲜补体到体内，进而可能加重贫血。对于输血的病人要严格掌握输血的种类、剂量、时间、速度、方法，加强输血过程中的观察，输血的速度不宜过快，尤其在开始阶段，应警惕输血不良反应的出现，严密监测生命体征，观察黄疸、贫血、尿色，出现异常及时通知医生。在自身免疫性溶血性贫血病人输血过程中应用糖皮质激素，能减少溶血的发生，使输血更加安全。

（2）避免发生血型不合的输血。护士在输血过程中应本着高度负责的态度，一丝不苟，严格按照操作规程进行，落实"三查八对"，认真核对病人的床号、姓名、住院号、血型、血袋号、剂量、交叉配型试验结果、血液成分，若血型不合，输血反应早期即可出现酱油色血红蛋白尿、血压下降、休克、急性肾功能衰竭，对病人主诉应高度重视，立即报告医生，同时停止输血。

6. 健康教育

（1）做好卫生宣教工作，让病人学会自我照顾，向病人讲解疾病的相关知识，宣传有关饮食、药物及生活中一些可以成为溶血诱发因素的相关知识，使病人能提高警惕，主动预防，以减少疾病的发生。指导病人学会自我观察，巩膜有无黄染及尿色是否加深，怀疑病情加重时应及时到医院做尿液检查。指导病人按时服药，定期复查，在活动上根据贫血的程度安排活动量，以不出现心悸、气短、过度乏力为标准，在饮食上给予高蛋白质、高维生素的食物。

（2）阵发性睡眠性血红蛋白尿的病人忌食酸性食物和药物，以减少溶血的发生。

（3）对于冷凝集素综合征的病人应给予日常的保温指导，在饮食上建议病人食用35℃左右、易消化的温软饮食，禁食生冷食物。气温低时注意增加衣物，注意保暖，必要时可使用热水袋及电热毯，禁止到气候严寒的区域。

（4）葡萄糖-6-磷酸脱氢酶缺乏症的病人应忌食蚕豆、蚕豆制品和氧化性药物（如磺胺类、奎宁、呋喃类、维生素K等）。

（5）提高优生率，对遗传性溶血性贫血病人家庭进行优生学教育，若家族成员需要生育时最好进行筛查，必要时行遗传咨询及产前诊断，降低遗传性溶血性贫血患儿的出生率。

【前沿进展】

美罗华治疗自身免疫性溶血性贫血

美罗华（利妥昔单抗注射液）是针对B细胞CD20抗原的嵌合型单克隆抗体，通过抗体依赖性细胞介导的细胞毒作用（ADCC）和补体依赖的细胞毒作用（CDC）两重途径的机制靶向治疗CD20$^+$B细胞淋巴瘤在临床上已取得了较好的疗效。美罗华用于自身免疫性溶血性贫血的治疗，也通过ADCC

及CDC抑制红细胞自身抗体的产生，对难治性自身免疫性溶血性贫血有一定的疗效，已用于溶血性贫血的治疗。

温抗体型自身免疫性溶血性贫血，糖皮质激素联合利妥昔单抗可作为一线治疗。利妥昔单抗使用指征：①联合糖皮质激素作为初始治疗；②单用于初始治疗；③单用于难治性自身免疫性溶血性贫血。冷凝集素综合征：利妥昔单抗可以单独使用，也可以联合其他药物。临床通常会权衡毒性反应和疾病严重程度造成的其他负担，再个体化决定是否加用第2种药物。利妥昔单抗联合治疗的效果可能会延迟数月出现，并逐渐加强，因此，通常治疗时间不会超过4个周期。研究显示利妥昔单抗对冷凝集素综合征有一定疗效，但略差于对温抗体型自身免疫性溶血性贫血的效果。

【知识拓展】

药物所致溶血性贫血

药物所致溶血性贫血较为罕见，其发生主要涉及药物诱发的抗体介导红细胞破坏以及药物诱导氧化性溶血两种机制。与溶血相关的药物有以下几类。

1.药物相关自身免疫性溶血性贫血　如头孢菌素类、青霉素、非甾体抗炎药等，主要机制与抗原的改变和半抗原反应相关。

2.药物相关非自身免疫性溶血性贫血

（1）铅。铅中毒病人主要表现为神经系统和肾脏疾病，可能伴不同程度的贫血。若溶血性贫血病人存在铅暴露史，则需要怀疑铅相关性溶血。

（2）铜。铜中毒所致溶血的机制尚不确定。可能与游离铜能抑制大量葡萄糖代谢酶有关，也可能与产生氧化损伤有关。

（3）α干扰素。α干扰素治疗可能会出现急性和严重的溶血性贫血并发症。

（4）药物诱发性血栓性微血管病。暴露于如奎宁、化疗药物（如顺铂、吉西他滨）和一些免疫抑制剂等多种药物中可能导致血栓性血小板减少性紫癜，出现微血管病性溶血性贫血和血小板减少症。

（5）静脉注射免疫球蛋白。研究显示，静脉注射免疫球蛋白后，可能会导致溶血性贫血的发生。其中所包含的红细胞同种抗体（如抗D、抗A或抗B），会覆盖受体红细胞并产生免疫性溶血。

（6）抗疟药青蒿琥酯。青蒿素衍生物青蒿琥酯是一种强效抗疟药，其与治疗严重疟疾后一周多发生的短暂自限性溶血性贫血有关。

第四节　再生障碍性贫血病人的护理

【概　述】

再生障碍性贫血（aplastic anemia，AA），简称再障，是由化学、物理、生物因素及不明原因所致的骨髓造血干细胞及（或）造血微环境损伤，以致红骨髓向心性萎缩，被黄骨髓所代替，从而导致骨髓造血功能衰竭。以造血干细胞损伤、外周血中全血细胞减少为特征，骨髓中无恶性细胞、无网状纤维增生。临床以贫血、反复感染和出血为主要表现。分为重型再障（SAA）和非重型再障（NSAA）。

【病　因】

1.原因不明　体质异常所引起的再障。

2.药物与化学因素　抗生素（氯霉素、磺胺）、抗肿瘤药（氮芥、环磷酰胺、甲氨蝶呤）、抗甲状腺药（甲巯咪唑、甲硫氧嘧啶）以及重金属（金化合物、铋、汞化合物）为药物诱发再障最常见原因。长期接触苯、染发剂等也可导致再障。

3.物理因素　X射线、镭、放射性核素等。

4.生物因素　病毒性肝炎、各种严重感染等。

5.免疫因素　造血调控因子及T细胞异常。

【发病机制】

1.造血干细胞缺乏或缺陷　质量异常，CD34$^+$T细胞减少。

2.造血微环境异常　骨髓"脂肪化"，静脉窦壁水肿、出血，毛细血管坏死。

3.免疫异常　T细胞亚群失衡，Th1细胞、CD8$^+$T细胞、CD25$^+$T细胞增高，造血负调控因子增多，髓系细胞凋亡亢进。

【诊断要点】

1.临床表现　重型再障起病急、进展快、病情重；非重型再障起病和进展较缓慢，病情较轻。主要临床表现均为贫血、感染及出血。

（1）贫血。病人面色苍白，头晕，乏力，耳鸣，活动后心悸、气短。

（2）感染。为再障最常见的并发症。多数病人有发热，以呼吸道感染为主，其次是消化道、泌尿生殖系统及皮肤黏膜感染。

（3）出血。以皮肤黏膜出血常见，内脏出血少见，表现为皮肤瘀斑、瘀点，牙龈出血，鼻腔出血。女性病人常有月经量多、经期延长和不规则的阴道出血。病人出现严重的鼻腔出血、头痛、恶心、呕吐、视物模糊，是颅内出血的先兆表现。

2.辅助检查

（1）血象。全血细胞减少，多数病人就诊时呈三系减少，但两系减少者不能排除再障诊断。红细胞一般呈正常细胞正色素性，也可呈大细胞性。

（2）骨髓象。骨髓增生低下，造血组织明显减少，非造血组织，如脂肪组织、淋巴细胞、浆细胞等增多。造血细胞无明显病态造血。非重型再障病人骨髓可见灶性增生活跃。

3.诊断标准

（1）再障的诊断标准。①具有贫血、出血、感染等临床表现。②全血细胞减少，校正后的网织红细胞比例<1%，淋巴细胞比例增高。血红蛋白<100 g/L；血小板计数<$50×10^9$/L；中性粒细胞绝对值<$1.5×10^9$/L，三项中至少满足两项。③骨髓多部位增生减低，活检见骨髓小粒空虚，非造血细胞比例增高，巨核细胞明显减少，红系、粒系细胞均明显减少。④一般无肝、脾肿大。⑤排除可引起全血细胞减少的其他疾病。

（2）再障的分型诊断标准。①SAA-Ⅰ型：骨髓细胞增生程度<正常的25%。血常规需具备下列三项中的两项：中性粒细胞绝对值<$0.5×10^9$/L；校正的网织红细胞比例<1%或绝对值<$15×10^9$/L；血小板计数<$20×10^9$/L。如SAA-Ⅰ型的中性粒细胞<$0.2×10^9$/L，则为极重型再障（VSAA）。②非重型再障诊断标准：未达到重型诊断标准的再障。如非重型再障病情恶化，

达到SAA-Ⅰ诊断标准时，称SAA-Ⅱ。

【治疗要点】

1.支持治疗及对症治疗　纠正贫血和出血，强有力控制感染。

2.非重型再障的治疗　雄激素、环孢素A、造血细胞因子，如红细胞生成素（EPO）、粒细胞集落刺激因子（G-CSF）、血小板生成素（TPO）等。

3.重型再障的治疗　异基因造血干细胞移植、免疫抑制治疗。

【主要护理问题】

1.活动无耐力　与贫血有关。

2.体温过高　与感染有关。

3.组织完整性受损　与血小板减少有关。

4.自我形象紊乱　与女性病人应用雄激素有关。

5.知识缺乏　缺乏疾病相关知识。

6.焦虑　与担心疾病预后和自我形象紊乱有关。

7.潜在并发症　颅内出血。

【护理措施】

1.一般护理　慢性再障无严重贫血时可适当活动，急性再障以休息为主，病情危重时绝对卧床休息，避免碰、撞、跌倒等。病房保持空气流通，限制陪伴、探视，避免交叉感染。医护人员严格执行无菌操作，避免医源性感染。

2.饮食护理　饮食注意干净卫生，进食高热量、高维生素、高蛋白质、易消化的饮食，避免食物过烫、过硬、刺激性强，以免引起口腔及消化道的出血。

3.病情观察　严密观察病人生命体征及病情变化，感染症状以及出血部位、程度，尤其要观察有无严重出血如颅内出血等症状。

4.对症护理

（1）输血的护理。重度贫血伴头晕、乏力、心悸时，遵医嘱输注红细胞悬液；血小板低有出血或出血倾向时，输注血小板。输血前，详细询问病人有无过敏史，向病人讲解输血的目的、注意事项及不良反应，输血中严密观察病人有无输血反应。

（2）发热的护理。定时测量体温。保持皮肤清洁干燥，及时更换汗湿的衣物、床单、被套。给予物理降温如温水擦浴，冰袋放置大动脉处；禁止用酒精擦浴，以免引起皮肤出血。协助病人多饮水，遵医嘱使用解热药和抗生素。

（3）出血的预防及护理。嘱病人避免外伤及碰撞，预防皮肤损伤。使用软毛牙刷刷牙，勿剔牙，避免损伤牙龈，引起牙龈出血。勿挖鼻孔，使用清鱼肝油滴鼻，避免鼻腔干燥出血。保持排便通畅，勿用力排便，预防颅内出血的发生。护理操作时，动作轻柔，避免反复多次穿刺造成皮肤损伤，拔针后延长按压时间。血小板计数$<5\times10^9$/L时尽量避免肌内注射。颅内出血的病人应平卧位休息，头部制动，有呕吐时及时清理呕吐物，保持呼吸道通畅。严密观察病人的生命体征、意识状态、瞳孔大小变化，准确记录24小时出入量。遵医嘱静脉输注止血药、脱水药及血小板。

（4）感染的预防。对白细胞严重缺乏者进行保护性隔离，有条件者入住无菌层流病房。保持口腔清洁卫生，常规给予漱口液进行含漱，预防口腔黏膜感染。养成定时排便的习惯，保持大便通畅，预防便秘、痔疮及肛周感染的发生。每次排便后及睡前清洁肛周，予盐水或碘伏液坐浴。

（5）皮疹的护理。对于皮疹伴瘙痒的病人，嘱其勿用手抓，以防皮肤破损后引起感染。保持皮肤清洁干燥，穿棉质衣服，勤换内衣，温水擦浴，严重时可用炉甘石软膏涂抹皮疹处。

5.用药护理

（1）雄激素、环孢素A。副作用有向心性肥胖、浮肿、毛发增多、女性男性化等。长期肌内注射丙酸睾酮可引起局部硬结，注射部位要交替进行，可进行局部热敷，避免硬结产生。

（2）抗胸腺细胞球蛋白（ATG）/抗淋巴细胞球蛋白（ALG）。首次用要做皮试，输注时避免渗漏，输注速度不宜过快，输注过程中严密观察有无不良反应。ATG/ALG的副作用如下。①超敏反应：输注时病人出现畏寒、寒战、高热。②血清病：使用后1~2周出现，表现为关节及胸背部疼痛、皮疹、水肿、蛋白尿等。③出血。④少数病人出现低血压、高血压或溶血反应等。

6.健康教育

（1）向病人及家属介绍本病的常见病因、临床症状及体征。避免接触有毒、有害化学物质及放射性物质，慎用染发剂、杀虫剂，避免服用抑制骨髓造血功能的药物。

（2）长期接触有毒物质或放射性物质的人，应提高个人防护意识，做好防护工作，严格遵守操作规程，定期体检。

（3）指导病人养成良好的生活习惯及卫生习惯，预防各种出血。教会病人自我观察出血及感染的临床表现，及时通知医生。

（4）慢性再障病人进行适当的体育锻炼，增加机体抵抗力。外出时加强保暖，戴口罩，少去公共场所。

【前沿进展】

免疫抑制治疗在重型再障病人中的应用

对于大多数50岁以下的病人，如果能找到适合供体，临床建议首先行造血干细胞移植（HSCT）而不是初始免疫抑制治疗（IST）。然而，对有以下情况的病人可采用初始IST：没有找到适合供体的病人；可能无法耐受HSCT的老年病人；以及相对IST带来的问题，认为避免HSCT直接造成的死亡更为重要的一些病人。单药ATG/ALG治疗再障的有效率约45%，环孢素A（CsA）对50%ATG/ALG耐药的病人有效。由于两种药物的作用机制不同，联合使用能治疗各自的耐药病人，所以临床开展联合应用ATG/ALG+CsA对重型再障进行强化免疫治疗。美国国立卫生研究院以ATG+CsA治疗51例重型再障病人，1年有效率达78%。欧洲BMT协作组报道100例以ALG+CsA+CSF（集落刺激因子）治疗的重型再障病人，总有效率达77%，5年生存率达77%。所以ATG/ALG+CsA是目前非移植治疗重型再障的一线方案。

【知识拓展】

输血相关性血色病

血色病是指体内铁负荷过多的一种疾病。铁负荷过多会引起各个器官、系统的生理机能发生变化，导致一系列并发症的出现。临床上输血相关性血色病多见于输血依赖性的贫血病人，如珠蛋白生成障碍性贫血、再生障碍性贫血、慢性溶血性贫血等。常见的临床表现有：皮肤真皮有黑色素沉着，皮肤呈现青铜色或石板样灰色，并发糖尿病、肝硬化、心脏病变及关节疼痛、畸形。输血相关性血色病的治疗：去铁治疗（去铁胺），持续静脉输注或便携式输注泵持续皮下给药，每天给药8~12小时，每天总量0.5~4.0 g，不超过6 g。

第五节　缺铁性贫血病人的护理

【概　述】

当机体对铁的需求与供给失衡，导致体内贮存铁耗尽（iron depletion, ID），继之红细胞内铁缺乏（iron deficient erythropoiesis, IDE），最终引起缺铁性贫血（iron deficiency anemia, IDA）。缺铁性贫血是铁缺乏症（包括ID、IDE和IDA）的最终阶段，表现为缺铁引起的小细胞低色素性贫血，是最常见的一种贫血。根据世界卫生组织（WHO）调查，缺铁性贫血普遍存在于世界各国、各民族中，可发生于各年龄组，发展中及发达国家妊娠妇女贫血发病率分别为52%和23%，亚洲国家妊娠期妇女发生缺铁性贫血的比例最高。

【病　因】

缺铁性贫血的常见原因是生理性铁的需要量增加、慢性失血和铁的摄入不足。

1.铁丢失过多　失血，尤其是慢性失血，是缺铁性贫血最多见、最重要的原因。如月经过多、慢性胃肠道失血（包括肿瘤性和非肿瘤性）、咯血、慢性或反复的血管内溶血等。

2.铁需要量增加而摄入不足　婴幼儿、青少年、妊娠期和哺乳期的妇女铁的需要量增多，如果饮食中缺少铁则易致缺铁性贫血。

3.吸收不良　主要与胃肠功能紊乱、胃空肠切除、不明原因的腹泻、胃酸缺乏等有关。

【发病机制】

1.缺铁对铁代谢的影响 当体内贮存铁减少到不足以补偿功能状态铁时，铁蛋白、含铁血黄素、血清铁和转铁蛋白饱和度减低，总铁结合力和未结合铁的转铁蛋白升高，组织、红细胞内缺铁。转铁蛋白受体表达于红系造血细胞膜表面，当红细胞内铁缺乏时，转铁蛋白受体脱落进入血液，血清可溶性转铁蛋白受体升高。

2.缺铁对造血系统的影响 血红素合成障碍，大量原卟啉不能与铁结合成为血红素，以游离原卟啉（FEP）的形式积累在红细胞内或与锌原子结合成为锌原卟啉（ZPP），血红蛋白生成减少，红细胞胞质少、体积小，发生小细胞低色素性贫血；严重时缺铁性贫血病人的粒细胞、血小板的生成也受影响。

3.缺铁对组织细胞代谢的影响 细胞中含铁酶和铁依赖酶的活性降低，从而影响缺铁性贫血病人的精神、行为、体力、免疫功能及缺铁性贫血患儿的生长发育和智力；缺铁还可引起黏膜组织的病变和外胚叶组织的营养障碍。

【诊断要点】

1.临床表现

（1）贫血的一般表现。乏力、易倦、活动后心悸、气短、头晕、头痛、耳鸣、眼花等，伴面色苍白、心率增快。

（2）缺铁的特殊表现。①上皮组织损害引起的症状：口角炎、舌炎、舌乳头萎缩，舌面光红，带有烧灼感，萎缩性胃炎与胃酸缺乏，皮肤与指甲变化，如指（趾）甲缺乏光泽，薄脆易裂，严重者甲盖变平，甚至凹陷呈勺状，称为反甲或匙状甲。②神经系统方面症状：烦躁不安、易激惹，注意力不集中，表情淡漠，约1/3病人表现神经痛，感觉异常，严重者可有颅内压增高和视盘水肿。③异食癖：如有一些缺铁病人喜欢吃泥土、煤炭、衣物等怪癖。④并发症：严重持久的缺铁性贫血可导致心脏扩大、贫血性心脏病，甚至心力衰竭。⑤Plummer-Vinson综合征：吞咽困难或吞咽时有梗阻感。

（3）原发病的临床表现。即导致缺铁的原发疾病的临床表现。例如，月经过多、黑便、胃肠道手术的并发症等。

2. 辅助检查

（1）血象。呈小细胞低色素性贫血。MCV<80 fl，MCHC<32%。血涂片可见中央淡染区扩大，白细胞、血小板计数多正常，少数减低，为缺铁性贫血的特殊表现。

（2）骨髓象。增生活跃或明显活跃，以红系增生显著，以中、晚幼红细胞增生为主，幼红细胞体积小，呈"核老浆幼"现象。粒系、巨核系无明显异常。骨髓铁染色细胞内外铁均减少[骨髓小粒铁染色呈阴性，铁粒幼细胞减少（<15%）或消失]，尤以细胞外铁为明显，是诊断缺铁性贫血的可靠指标。该方法为有创检查，仅适用于贫血原因诊断不明的复杂病例。

（3）生化检查。血清铁减少、总铁结合力增高、转铁蛋白饱和度下降、铁蛋白减少。血清铁蛋白是反映体内铁储备的敏感指标，是评估贮存铁耗尽最有效和最简易的标准。血清铁蛋白<30 μg/L 即提示铁耗尽的早期，需及时治疗。

（4）红细胞内卟啉代谢。FEP>0.9 μmol/L（全血），ZPP>0.96 μmol/L（全血），FEP/Hb>4.5 μg/gHb。

（5）血清转铁蛋白受体测定。反映缺铁性红细胞生成的最佳指标，血清可溶性转铁蛋白受体（sTfR）>26.5 nmol/L可诊断为缺铁。

3. 诊断标准

（1）小细胞低色素性贫血。男性血红蛋白<120 g/L，女性血红蛋白<110 g/L；MCV<80 fl，MCH<27 pg，MCHC<32%。

（2）有缺铁的依据。符合贮存铁耗尽或红细胞内铁缺乏的诊断。贮存铁耗尽符合下列任一条件即可诊断：①血清铁蛋白<12 μg/L。②骨髓铁染色显示骨髓小粒可染铁消失，铁粒幼细胞少于15%。红细胞内铁缺乏的诊断：①符合贮存铁耗尽的诊断标准。②血清铁<8.95 μmol/L，总铁结合力>64.44 μmol/L，转铁蛋白饱和度<15%。③FEP/Hb>4.5 μg/gHb。④血红蛋白正常。

（3）存在铁缺乏的病因，铁剂治疗有效。

【治疗要点】

缺铁性贫血的治疗主要包括病因治疗和补充铁剂治疗。

1.病因治疗　去除病因是治疗缺铁性贫血的关键。

2.补充铁剂治疗　一般情况下，只有在铁缺乏明确诊断后才能开始补充铁剂治疗。铁剂治疗为治疗缺铁性贫血的有效措施，给药方式包括口服和注射。口服铁剂是首选。宜选用二价铁盐，常用药物有硫酸亚铁、葡萄糖酸亚铁、富马酸亚铁及琥珀酸亚铁。疗程一般在血红蛋白恢复正常后再服用4~6个月。如口服铁剂不能耐受，胃肠道正常解剖部位发生改变而影响铁的吸收，妊娠后期亟待提高血红蛋白而分娩，或失血过多口服无法补充者均可用铁剂肌内或静脉注射。右旋糖酐铁是最常用的注射铁剂。

3.辅助治疗　加强营养，增加摄入含铁丰富的食品，必要时静脉输注红细胞悬液（仅在病人出现严重贫血而又有不易控制的出血或组织明显缺氧时应用）。

【主要护理问题】

1.营养失调　铁摄入低于机体需要量，与铁摄入不足、需要量增加、丢失过多、吸收障碍等有关。

2.活动无耐力　与缺铁性贫血引起组织缺氧有关。

3.知识缺乏　缺乏缺铁性贫血相关治疗和护理方面的知识。

4.口腔黏膜受损　与缺铁性贫血引起的口角炎、舌炎有关。

5.吞咽障碍　与细胞内含铁依赖酶活性降低，吞咽时感觉异物黏附咽部有关。

6.有感染的危险　与缺铁性贫血引起营养缺乏、机体抵抗力降低有关。

7.有受伤的危险　与缺铁性贫血引起的头晕、乏力有关。

8.自我形象紊乱　与贫血引起的毛发干枯脱落、反甲、甲癣及异常行为有关。

9.潜在并发症　贫血性心脏病、心力衰竭。

【护理措施】

1.原发病的治疗与护理　根治缺铁性贫血的前提是寻找病因、治疗原发病，这也是其他治疗与护理措施有效实施的基础，因此，应该加强导致缺铁性贫血的各种原发病的治疗，并配以相关的护理。

2.症状护理　贫血病人一般都会出现面色苍白、乏力、头晕、头痛、注意力不集中等症状，在贫血状况未得到纠正前，要指导病人加强休息，减少机体的耗氧量，与病人一起制订适合其自身的休息与活动计划，一方面要能够使病人接受，另一方面又要有逐步提高病人自理能力的意识，增加其活动的耐力。原则为：循序渐进，以不加重症状为限。重度贫血时应严格卧床休息，限制活动，避免跌倒受伤；取舒适体位；必要时予以吸氧，缓解病人缺氧症状。密切观察病人的生命体征，尤其是心率和脉搏的变化，警惕左心衰竭的发生。少数病人有神经、精神系统的异常，常见的有易怒、烦躁、过度兴奋、异食癖等，在护理时要仔细观察异常行为，及时给予解释和引导。

3.心理指导　给病人讲解缺铁性贫血的相关知识，尤其要告诉病人原发病治疗的重要性，讲解解除病因是治愈疾病的重要环节；但是又要让病人对疾病有一个正确的认识，树立战胜疾病的信心，寻求社会及家庭的支持，使其配合治疗和护理的相关工作。

4.饮食指导

（1）食物是补铁的主要途径，应该指导病人多食用含铁丰富的食物，如动物肝脏、瘦肉、大豆、紫菜、海带、木耳等。动物性食物中的铁含量高，且易被吸收，不易受膳食组成成分影响；植物性食物中的铁含量少，吸收率低，但维生素C含量高及存在还原性物质，利于铁的吸收。因此，饮食中要注意荤素搭配，进食柑橘等富含维生素C的水果。

（2）进食高蛋白质的食物可促进铁的吸收，同时要进食一定糖类、脂类，补充能量，保证蛋白质的有效利用，所以饮食要高蛋白质、高热量，但不可高脂饮食，因其会影响胃酸分泌，不利于铁的吸收。

（3）茶叶中的鞣酸能与铁结合成不溶沉淀物，使铁难以吸收，所以餐后2小时内不宜饮茶水；菠菜中的草酸、柿子中的单宁酸都能降低铁的吸收率，高钙类食物也会影响铁的吸收，如牛奶，因此应注意避免同时食用。其他抑制铁吸收的食物还包括谷物麸皮、谷物、高精面粉、豆类、坚果、咖啡等。

（4）饮食要避免刺激性强的食物，对于进食困难、食欲不振的病人可以少量多餐，注重食品多样化，经常变换食品种类、烹饪方法，做到色、香、味俱全，提供优质环境以利病人进餐。

（5）指导病人养成良好进食习惯，不挑食，定时、定量、细嚼慢咽。

（6）宜用铁锅炒菜，以吸收无机铁。

（7）指导家长在小儿出生后4个月及时添加蛋黄及含铁辅食，注意根据不同年龄段喂养不同富含铁的食物。

（8）所有妊娠期妇女应给予饮食指导，以最大限度提高铁摄入和吸收量。妊娠期铁的需要量比月经期高 3 倍，并随妊娠进展铁的需要量逐步增加，所以应给予高蛋白质、高热量、高维生素、含铁丰富、易消化的饮食。

（9）对于吞咽固体食物困难的病人，一般经铁剂治疗后，症状消失会比较慢，医护人员应做好解释说明工作，并给予流质饮食，并告知病人及家属此种饮食的重要性和注意事项，强调食物多样性，均衡饮食并保持适宜的进食方法与良好饮食习惯。

5.药物指导

（1）口服铁剂。①口服铁剂应在饭后服用：首先，饭后服用可以减少胃肠道症状。其次，食物可以延长铁剂在肠道的时间，使其充分被吸收。最后，饭后30~40分钟是胃酸分泌的最活跃时期，此时服用铁剂吸收效果最佳。②小剂量、长时间：以小剂量服用，满足治疗贫血所需，不至于发生不良反应。铁剂治疗后，病人自觉症状逐渐改善，网织红细胞随之升高，5~10天达到高峰，血红蛋白在2周左右开始升高，2个月左右恢复正常，但须长时间服用至血红蛋白恢复正常后4~6个月，以补足贮存铁量，防止复发。口服铁剂时加服维生素C，促进铁的吸收，减少不良反应，避免与浓茶、咖啡、牛奶同服，也要避免服用抗酸药和H_2受体拮抗剂。③服用液体铁剂需要使用吸管，服完后要漱口，减少其在口腔内停留时间，避免牙齿染黑。④铁剂在肠道内与硫化氢结合会使大便颜色呈现黑色，大便隐血试验也会呈现阳性结果，应告知病人，消除焦虑，另外，因铁剂使肠蠕动减慢，易致便秘，应嘱多食富含膳食纤维食物。⑤坚持按剂量、按疗程服用，定期检查，在保证疗效的同时避免铁过量引起中毒。

（2）注射铁剂。①首次使用注射铁，须用0.5 ml试验剂量进行试验性用药，同时备好抢救用品（盐酸肾上腺素注射液），并在注射后6小时之内都要仔细观察有无不良反应，以备抢救。②当试验无过敏反应后方可按常规剂量用药，因为铁剂不经肠黏膜吸收而直接入血，故剂量要准确，避免过量引起急性铁中毒。③注射方法为深部肌内注射，以利吸收，因需长时间注射，同时为了避免局部疼痛和硬结形成，应左右交替，经常更换注射部位。④使用注射铁剂后，病人常出现尿频、尿急，因此，嘱咐病人多饮水。⑤主要不良反应：注射部位疼痛、头晕、头痛等症状，偶有致命性过敏反应。另外游离铁可引起组织毒性，故决定使用注射铁剂前，应检测血清铁蛋白水平，确诊贮存铁耗尽。

6.病情监测　注意倾听病人的主诉，即自觉症状；观察病人的症状及体征，预防并发症的发生；询问病人用药及饮食情况；定期检测血常规及生化指标，观察疗效，以改进治疗、护理方案。

7.健康教育

（1）告知病人及家属缺铁性贫血的相关知识，进行健康教育，使病人对疾病有一定认识，提高自我保健意识，使之更加积极主动地配合治疗和防治原发病。

（2）指导自我护理。注意休息，加强营养，均衡饮食，多摄取富含铁的食物，荤素结合；纠正不良生活习惯，不挑食、偏食；建议使用铁锅，增加无机铁的吸收；注意个人卫生，避免感染。

（3）高危人群指导。婴幼儿生长发育快，注意指导辅食添加铁剂；妊娠后期、哺乳期妇女给予小剂量铁剂预防缺铁；生长发育期青少年也要注意食用含铁丰富的食物，养成健康饮食习惯，注意食物多样化。

（4）自我监测病情。如发现心率加快、呼吸困难、不能平卧、尿量减少等，应该及时就医。

（5）及时治疗引起贫血的原发疾病。如月经过多、消化性溃疡、胃肠道肿瘤、子宫肌瘤、钩虫病等。

【前沿进展】

静脉铁剂的适用范围

对于缺铁性贫血病人，多数会使用口服铁剂治疗。然而，对于某些特殊病人群体口服铁剂可能无效和/或耐受不良，部分病人可考虑从口服铁剂换为静脉铁剂。静脉铁剂适用于以下病人。

1.不能耐受口服铁剂的胃肠道副作用的病人　例如，老年人、妊娠期妇女以及现有胃肠道疾病可能会加重口服铁剂副作用的病人。

2.病人更愿意通过1~2次就诊就补足贮存铁，而不愿耗时几个月。

3.严重或持续失血需要静脉铁剂者（例如严重子宫出血、黏膜毛细血管扩张）。

4.胃部手术后胃酸生成减少，可能会严重影响肠道对口服铁剂的吸收者。

5.患吸收不良综合征，限制口服铁剂吸收者。

6.在妊娠中期血红蛋白低于105 g/L时，或在妊娠后期全程，这时口服铁剂不能够为发育中的胎儿迅速提供充足的铁。

7.对于合并炎症的病人，铁调素升高也可能会降低口服铁剂的吸收，这一潜在机制支持口服补铁无效的缺铁病人改用静脉补铁。

8.预期失血量＞500 ml的手术，或6周内需行手术的铁缺乏病人。

【知识拓展】

补铁无效的处理方法

缺铁性贫血病人补铁后有时可能会出现血红蛋白水平和铁储备未恢复正常，可能与以下因素有关：①口服铁剂的吸收减少。②失血量超过了铁的摄入量。③初始诊断错误。④存在多种疾病（尤其是老年人）。⑤炎症状态阻碍了肠道对铁的调节。⑥治疗有效但出血复发。

对于正在补铁但血红蛋白水平和铁储备不增加且原因不明的病人，可筛查乳糜泻、自身免疫性胃炎或幽门螺杆菌感染等疾病，这些疾病都与口服铁吸收减少有关。特别是乳糜泻，会对治疗产生更多的影响。有些口服补铁无效的贫血病人有可能是由于炎症阻碍了铁剂的吸收，这些病人可能更适合使用静脉铁剂。

第三章

出/凝血性疾病病人的护理

第一节　血友病病人的护理

【概　述】

血友病（hemophilia）是一种X染色体连锁的隐性遗传性出血性疾病，主要包括血友病A和血友病B。前者表现为凝血因子Ⅷ（FⅧ）缺乏，后者表现为凝血因子Ⅸ（FⅨ）缺乏，均分别由相应的凝血因子基因突变所致。其中血友病A最为常见，占血友病的80%~85%，血友病B占15%~20%。

【病　因】

有血友病家族史的属于遗传，无家族史的属于基因突变。血友病A/B均为性染色体（X染色体）连锁隐性遗传（女性传递，男性发病）。其遗传特点见图3-1。

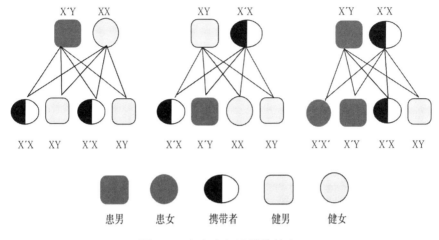

图3-1　血友病A／B遗传特点

【诊断要点】

1.临床表现　取决于其类型及相关凝血因子缺乏的严重程度，主要表现为出血和局部血肿所致的压迫症状与体征。

（1）出血。出血是血友病病人的主要临床表现，以血友病A最为严重，血友病B次之，其特点是反复发生的异常出血，主要表现为关节肌肉和深部组织出血，也可有胃肠道、泌尿系统、中枢神经系统出血以及拔牙后出血不止等。自发性、轻微外伤后出血难止或创伤、手术后严重出血多见。①关节腔出血：是血友病病人致残的主要原因。关节腔出血多累及负重或活动较多的大关节，首先为膝关节，其次为踝、腕及肩等关节。多数病人因反复关节腔出血致使血液不能完全吸收，形成慢性炎症，滑膜增厚、纤维化，软骨变性及坏死，最终关节僵硬、畸形，周围肌肉萎缩，导致正常活动受限。②肌肉出血和血肿：首先见于腓肠肌、大腿肌肉和上肢肌肉，其次见于腰大肌和前臂肌肉，常压迫神经和动脉，致永久损伤。③皮肤黏膜出血：不属于血友病的特性出血表现，拔牙后延迟出血除外。④内脏出血：主要见于重型病人，消化道出血和尿道出血相对常见。⑤中枢神经系统出血：颅内出血是血友病病人死亡的主要原因。⑥血友病假性肿瘤：反复大量出血引起包裹肌肉、骨骼的软组织囊性肿胀形成假瘤。

（2）出血及血肿所致压迫症状及并发症。血肿压迫周围神经，可出现局部肿痛、麻木及肌肉萎缩；深部组织内血肿可压迫附近血管引起组织坏死；口腔、颈部、咽喉部软组织出血及血肿压迫或阻塞气道，可引起呼吸困难甚至窒息。

2.临床分型　根据FⅧ或FⅨ的活性水平可将血友病A/B分为轻型、中间型、重型（表3-1）。

表 3-1　血友病 A/B 临床分型

分型	凝血因子活性水平	临床表现
轻型	5%~40%	大手术或外伤可致严重出血，罕见自发性出血
中间型	1%~5%	小手术或外伤后可有严重出血，偶有自发性出血
重型	<1%	肌肉或关节自发性出血

3.辅助检查

（1）筛查。出血时间（BT）、凝血酶原时间（PT）、凝血酶时间（TT）、血小板计数等正常，血块收缩试验正常，纤维蛋白原定量正常，重型血友病病人活化部分凝血活酶时间（APTT）延长，轻型病人活化部分凝血活酶时间仅轻度延长或正常。

（2）确诊试验。确诊血友病依赖于FⅧ活性（FⅧ：C）、FⅨ活性（FⅨ：C）以及血管性血友病因子抗原（vWF：Ag）的测定。血友病A病人FⅧ：C减低或缺乏，vWF：Ag正常，FⅧ：C/vWF：Ag值明显降低。血友病B病人FⅨ：C减低或缺乏。

（3）抑制物检测。若出现治疗效果不如既往，应该考虑病人可能产生了抑制物，应进行凝血因子抑制物滴度测定。有条件的病人应该在开始接受凝血因子治疗后的前50个暴露日定期检测抑制物。此外，病人接受手术前必须进行抑制物的检测。

4.遗传特征　男性、符合X染色体隐性遗传家族史。

【治疗要点】

1.预防出血和局部止血　血友病病人应避免肌内注射和外伤，原则上禁服阿司匹林和其他非甾体抗炎药以及所有可能影响血小板功能的药物。

2.替代治疗　为主要治疗方法。治疗原则：早期、足量、足疗程。血友病A的替代治疗首选基因重组FⅧ制剂或病毒灭活的血源性FⅧ制剂，无上述条件时可选用冷沉淀和新鲜冰冻血浆等。血友病B的替代治疗首选基因重组FⅨ制剂或病毒灭活的血源性凝血酶原复合物（PCC），无上述条件时可选用新鲜冰冻血浆等。

3.其他药物治疗　　1-去氨基-8-D-精氨酸血管加压素（DDAVP）、抗纤维蛋白溶解药物、糖皮质激素、性激素等。

4.抑制物的处理

（1）控制出血：出血包括急性出血、诱导免疫耐受治疗（ITI）中或失败后的出血以及艾美赛珠单抗治疗中的突破性出血。

（2）清除抑制物：诱导免疫耐受治疗是指抑制物阳性病人长期、规律性、频繁接受凝血因子治疗，从而达到外周免疫耐受。诱导免疫耐受治疗是清除血友病伴抑制物的主要治疗方案。

5.预防治疗　　分为初级预防治疗、次级预防治疗和三级预防治疗。预防治疗是为了防止出血而定期给予的规律性替代治疗，是以维持正常关节和肌肉功能为目标的治疗，维持体内凝血因子水平 ≥ 1%，尽量减少出血，防止关节损伤累积，建议在第一次发生关节腔出血、严重肌肉出血、颅内出血或其他危及生命的出血时即应开始预防治疗。世界血友病联盟（WFH）和WHO均推荐预防治疗作为重型血友病病人的最佳治疗策略。目前最佳预防治疗方案尚无统一标准，欧美常用三种方案：瑞典的Malmö方案（大剂量预防治疗方案）、荷兰Utrecht方案（中剂量预防治疗方案）、加拿大升阶梯方案（仅限血友病A）。随着我国经济和医疗条件的改善，建议在经济允许的血友病患儿中开始实施中剂量预防治疗方案，或根据病人年龄、静脉通道、出血表型、药代动力学特点以及凝血因子制剂的供应情况，来制订个体化方案。

6.关节的治疗　　关节腔反复出血可导致慢性滑膜炎并逐步进展为血友病关节炎，最终导致关节功能受损。这是血友病最常见和最主要的并发症。控制出血次数、出血量以及治疗慢性滑膜炎能够延缓慢性滑膜炎向关节炎发展。放射性滑膜切除术是目前治疗慢性滑膜炎最有效、便捷、花费少、损伤小的治疗方法。对于已出现关节活动障碍的病人，进行有计划的理疗及功能康复训练，能有效维持或改善关节活动度。已有关节强直、畸形等表现的病人可考虑在替代治疗下行关节置换或成形术。

7.血友病假性肿瘤的治疗　血友病假性肿瘤是血友病一种少见但致命的并发症，其本质是发生在肌肉或骨骼的一种囊性包裹血肿，通常是发生出血后凝血因子替代治疗不充分而长期慢性出血的结果，包含发生在周围长骨和发生于骨盆周围区域两种病理类型，其治疗目标是彻底清除假性肿瘤，尽可能重建正常解剖结构。

8.家庭治疗　目前血友病的治疗为终生性治疗，因此，指导病人本人或家属学会自己注射凝血因子有重要意义。

9.物理治疗和康复训练　物理治疗与康复训练是综合治疗的重要组成部分，可以预防、减少、减轻肌肉关节的功能障碍，提高日常生活能力和生活质量。通过应用物理因子、物理治疗、作业治疗和矫形器，促进肌肉血肿和关节腔积血吸收、减轻和消除滑膜炎症、维持和增强肌肉力量、维持和改善关节功能。物理治疗和康复训练应该在专业医生指导下进行。

【主要护理问题】

1.潜在并发症　出血，与凝血因子缺乏有关。

2.疼痛　与关节血肿、关节病变有关。

3.躯体移动障碍　与关节腔积血、关节病变有关。

4.恐惧　与害怕出血不止危及生命有关。

5.焦虑　与终生性出血倾向、担心丧失劳动力有关。

【护理措施】

1.预防出血　告诉病人避免过度负重和各种外伤；勿做剧烈运动；尽量避免手术，必须手术时，术前和术后应根据手术大小补充相应的凝血因子；尽量避免或减少不必要的肌内注射和深部组织穿刺，应选用细小的针头，注射完毕拔针后延长按压时间，直至出血停止，以防肌肉血肿形成；药品说明书上注有"抑制血小板聚集"或"防止血栓形成"的药物要禁服；注意口腔卫生，防龋齿；少食带刺、带骨的食物，以免刺伤口腔或消化道黏膜；若为关节腔出血或局部出血，可先行加压包扎、冷敷，然后到医院就诊。

2.病情观察

（1）注意观察病人可能出现的一些出血特征，观察易出血部位的皮肤，如发现病人精神倦怠、乏力、局部疼痛、皮温增高，就应警惕有出血可能，及时采取措施，并及时记录。

（2）警惕大出血，特别是隐匿性的大出血或重要脏器出血，如咽颈部出血导致呼吸困难、中枢神经系统出血、腹膜后出血、深部撕裂伤口出血等。

（3）严密观察生命体征，尤其是血压，监测血红蛋白的变化。

3.急性出血期的护理

（1）及时补充缺乏的凝血因子。针对血友病A可选用基因重组FⅧ制剂、血源性FⅧ制剂、冷沉淀或新鲜冰冻血浆；血友病B可选用基因重组FⅨ制剂或血源性凝血酶原复合物或新鲜冰冻血浆。治疗根据病人所缺乏凝血因子种类每日1~2次。

（2）注意休息。急性出血期应卧床休息，限制病人活动，若为关节腔出血，则应抬高患肢，并将患肢放在较舒服的功能位置，以防止或对抗痉挛的出现；膝关节腔出血时，可在膝下垫一个垫子或使用石膏托、夹板；肘关节腔出血时可用吊带吊起上臂或用绷带包裹，但不能太紧，以防血液循环不畅；颈部出血应注意病人的呼吸情况；嘱尿血者多饮水。

（3）冷敷。出血早期，冷敷可使局部血管收缩，利于止血。用毛巾包裹医用冰袋置于患处，间断冷敷。冷敷时应严密观察局部皮肤情况，以防冻伤。

（4）其他严重出血护理。对腹腔内出血的病人，要密切注意休克的发生，随时观察其生命体征，注意脉搏、呼吸、血压、神志及瞳孔的变化。消化道出血者应观察呕血或便血量，予以记录。泌尿系统出血者，应观察尿色、尿量以及有无血块堵塞症状。广泛的肌肉、皮下出血时，还可局部加压、冷敷以利止血止痛。对于肌肉、皮下出血形成的血肿不得用针吸。咽喉或颈部的皮下、肌肉出血应密切观察血肿压迫情况，保持呼吸道的通畅。颅内出血应行脱水治疗降低颅内压。

4.关节康复训练　经常评估关节外形、局部有无压痛、关节活动能力有无异常，用来判断关节病变处于急性出血期、慢性炎症期还是已发生纤维性强直。根据评估结果进行相应的关节康复训练：急性出血期应局部制动并保持肢体于功能位；慢性炎症期切勿使患肢负重，适当增加卧床时间，避免过早行走，预防反复的关节腔出血；关节疼痛缓解后，鼓励病人积极进行关节功能训练，小心活动患处关节，开始时活动幅度不宜过大，遵守循序渐进的原则；恢复期可进行按摩，以改善局部血液循环，消除肿胀，促进肢体功能恢复，按摩应轻柔缓慢进行，以防引发新的出血。

5.健康教育

（1）向病人家属、学校、单位介绍血友病的防治知识，使他们对本病有正确的认识，在学习和工作中给予病人最大的支持，增强病人的安全感。向病人及家属介绍此病的遗传学知识，以消除他们的过分担忧。为减少外伤及关节损伤，一般病人在无症状期，可以参加不易受伤的活动或工作，如从事音乐、美术、计算机操作等工作，避免剧烈运动和重体力劳动，发现出血症状及时诊治。

（2）发放疾病跟踪卡，记载病人姓名、血型、血友病种类、就诊医院及常用的凝血因子制剂，以便在发生意外时，凭此卡立即接受合理的治疗。教会病人正确的填写方法，指导其在日常生活中随身携带。

（3）注意牙病的防护，以避免牙科手术。刷牙时选用优质软毛牙刷，以免损伤牙龈和口腔黏膜。

（4）因阿司匹林会抑制血小板的黏附功能和聚集而抑制血栓形成，同时会损害胃黏膜造成出血，故应避免使用阿司匹林或含有阿司匹林的药物。对出血后的疼痛，可服用对乙酰氨基酚或喷他佐辛等治疗。某些抗感冒药物如感冒通含有抗组胺药物，对血小板功能也有影响，嘱病人在服用此类药物前向医护人员咨询。

6.随访　对病人进行定期随访，保持联系。编写血友病病人须知，指导病人避免日常生活中不必要的损伤。建立血友病病人档案，指导血友病病人树立正确的婚育观。对血友病家族中的女性进行携带者检查并开展产前诊断，防止血友病患儿或携带者的出生，降低血友病的发病率。

7.家庭护理　正确、有效的家庭护理是降低伤残率、提高血友病病人生活质量的有效措施。

（1）饮食、穿着。给予高蛋白质、高维生素、富含铁质的饮食。慎吃对凝血功能有影响的食物及药物，如阿司匹林、保泰松等。衣着要柔软、舒适，冬天适当穿得厚实，对容易受伤的关节做好保护，使用护腕、护膝，尽量避免磕碰。

（2）活动。综合评估病人情况，制订个体化的活动计划，鼓励病人进行适当运动，日常适当的运动能有效预防肌无力和关节腔反复出血，可进行游泳、散步、骑自行车等活动，避免剧烈和接触性运动。

（3）讲解疾病相关知识，指导病人及家属学会必要的应对疾病的措施及急救处理方法，包括静脉注射、正确应用凝血因子及其他一些止血方法。

8.心理护理　血友病是一种需终生治疗的出血性疾病，反复地出血，病人及其家属易产生悲观、绝望情绪，从而放弃治疗。护士应与病人进行沟通，解除其焦虑、恐惧、自卑及严重情绪不安状态，帮助病人树立信心；请病友分享血友病自身管理的经验；与病人及家属制订护理计划，以便给病人提供持续性护理；鼓励病人参加非创伤性活动，提高生活质量；提供有关血友病的医疗信息。

【前沿进展】

诱导性多能干细胞技术

目前血友病常规的治疗方法是因子代替法，主要通过给病人反复注射FⅧ达到治疗目的，但该方法临床效果有限。近年来血友病的治疗方法有了很大的突破，特别是诱导性多能干细胞（induced pluripotent stem cells，iPSCs）技术的出现，为基因修复提供了良好的操作平台，同时以诱导性多能干细胞技术为基础，转录激活子类似的效应子核酶技术（transcription activator-like effector nucleases， TALEN）和规律成簇间隔短回文重复序列（clustered regularly interspaced short palindromic repeats，CRISPR）基因修复方法已成功用于血友病A动物模型的治疗，成为该疾病新的潜在治疗方法。诱导性多能干细胞与胚胎干细胞 （embryonic stem cells，ESC）有相同的特征，均具有自我更新和分化为身体各种组织及器官的潜能，诱导性多能干细胞技术主要是从病人自体获得体细胞，将其重编程为诱导性多能干细胞，在体外经过基因修饰并定向分化为目的功能细胞，而后移植回病人体内，从而达到治疗效果。

【知识拓展】

血管性血友病

血管性血友病（von Willebrand disease，vWD）是临床上常见的一种遗传性出血性疾病，其发病机制是病人的血管性血友病因子（vWF）基因突变，导致血浆vWF数量减少或质量异常，影响血小板黏附、聚集功能，导致FⅧ活性降低，从而引起临床出血表现，主要为皮肤黏膜出血的倾向，以鼻衄与牙龈出血最常见，这与血友病A/B以关节腔及软组织出血为主的临床表现有很大不同。女性病人常有月经过多或分娩后大量出血。vWD多为常染色体显性遗传，少数为常染色体隐性遗传，男女均可患病。由于vWD的类型不同，临床出血表现相差很大，轻型（1型）仅有月经过多，在拔牙或其他小手术后出血不止，或在家系调查时才被发现；2型出血危险为中度；重症（3型）出血明显，也可像血友病A/B那样发生自发性关节腔与肌肉出血。家族中不同成员的出血表现及严重者也不相同。近年来研究发现对vWD存在不少漏诊、误诊，治疗存在不可忽视的不良事件，因此vWD值得我们关注。

第二节　原发免疫性血小板减少症病人的护理

【概　述】

原发免疫性血小板减少症（primary immune thrombocytopenia，ITP），既往称特发性血小板减少性紫癜，是临床最为常见的一种复杂的多种机制共同参与的获得性自身免疫性出血性疾病，以缺乏明确特异病因的孤立性血小板减少为特征。该病的发生是由于病人对自身血小板抗原的免疫失耐受，产生体液免疫和细胞免疫的介导的血小板过度破坏和血小板生成受抑，出现血小板减少，伴或者不伴皮肤黏膜出血的临床表现，儿童或成人均可患病，特征为血小板寿命缩短，骨髓巨核细胞增多或正常。按病情分为新诊断的ITP、持续性ITP、慢性ITP、重症ITP和难治性ITP。

【病因和发病机制】

ITP的病因迄今未明，其可能的发病机制如下。

1.体液免疫和细胞免疫介导的血小板过度破坏　将ITP病人的血浆输给健康受试者可造成后者一过性血小板减少。50%~70%的ITP病人血浆和血小板表面可检测到血小板膜糖蛋白特异性自身抗体。自身抗体致敏的血小板被单核吞噬细胞系统过度破坏。ITP病人的细胞毒性T细胞可直接破坏血小板。

2.体液免疫和细胞免疫介导的巨核细胞数量和质量异常，血小板生成不足　自身抗体还可损伤巨核细胞或抑制巨核细胞释放血小板，造成ITP病人血小板生成不足；另外CD8+细胞毒T细胞可通过抑制巨核细胞凋亡，使血小板生成障碍。

【诊断要点】

ITP的诊断仍基于临床排除法。利用采集病史、体格检查、外周血涂片镜检等除外其他原因所致血小板减少后方可确立ITP的诊断。

1. 临床表现

（1）出血倾向。多数较轻而局限，但易反复发生。表现为全身皮肤黏膜出血，如瘀斑、瘀点、紫癜及外伤后止血不易等，皮肤出血以四肢特别是下肢多见。黏膜出血表现为鼻出血、牙龈渗血及口腔黏膜出血。严重内脏出血较少见，但月经过多较为常见，在部分病人可为唯一的临床症状。病人的病情可因感染等而骤然加重，出现广泛、严重的皮肤黏膜及内脏出血，表现为血尿、消化道出血、颅内出血，累及全身各脏腑及造血系统，危及病人生命。

（2）乏力。乏力是ITP的临床症状之一，部分病人表现得更为明显。

（3）血栓形成倾向。ITP不仅是一种出血性疾病，也是一种血栓前疾病。

（4）其他。反复出血量较多时可出现贫血。

2. 实验室检查

（1）血象。白细胞分类及计数一般正常，贫血与出血程度有关。血小板减少，血小板大小及形态异常，涂片中可见巨大畸形血小板。

（2）骨髓象。骨髓巨核细胞正常或增多、有血小板形成的巨核细胞显著减少（<30%）、红系及粒、单核系正常。急性型以幼稚巨核细胞为主；成熟型巨核细胞极少见；慢性型以颗粒型巨核细胞为主，但缺乏血小板生成型巨核细胞。

（3）抗血小板自身抗体。绝大多数成人ITP病人PAIgG和（或）PAIgM升高，有时PAIgA升高。血小板特异抗体检测表明多数病人可检测到抗GPⅡb/Ⅲa的自身抗体，部分病人可检测到抗GPⅠb/Ⅸ、GPIa/Ⅱa或者其他血小板膜糖蛋白特异性自身抗体。

（4）血小板动力学。超过2/3的病人血小板动力学无明显加速。

（5）其他检查。由于血小板较少，故出血时间延长，血管收缩不佳，束臂试验阳性。对疑难病例还可行靶基因突变二代测序。乙型肝炎病毒/丙型肝炎病毒/人类免疫缺陷病毒血清学筛查、免疫全套、甲状腺功能及抗甲状腺抗体、凝血系列、血清血小板生成素（TPO）水平、幽门螺杆菌、抗人球蛋白试验、细小病毒/EB病毒/巨细胞病毒核酸定量，有助于排除其他继发性血小板减少症。

3. 诊断标准

（1）多次实验室检查均显示血小板计数减少，血细胞形态无异常。

（2）脾脏不肿大或仅轻度肿大。

（3）骨髓检查巨核细胞数增多或正常，伴有成熟障碍。

（4）排除其他继发性血小板减少症。

【治疗要点】

治疗原则：①血小板计数>30×10^9/L、无出血表现、不从事增加出血危险的工作或活动的成人ITP病人发生出血的危险性比较小，可观察和随访。②血小板计数<30×10^9/L，或虽然血小板计数>30×10^9/L但病人存在增加出血风险的因素，可考虑治疗。③若病人有活动性出血症状（出血症状评分≥2分），无论此时血小板减少程度如何，都应该积极治疗。④若病人有严重乏力症状，如治疗可改善，则可对病人进行治疗。在一些临床诊疗过程中，血小板计数安全参考值见表3-2。

表3-2　临床诊疗过程中血小板计数安全参考值

项目	口腔科检查	拔牙或补牙	小手术或自然分娩	大手术或剖宫产
血小板计数	≥20×10^9/L	≥30×10^9/L	≥50×10^9/L	≥80×10^9/L

1. 一般治疗　卧床休息，避免受伤，避免服用非甾体抗炎药等抗血小板药物，祛除可能的诱因，如控制感染、停用可疑药物等。

2. ITP的一线治疗方案

（1）糖皮质激素。通常为首选治疗，包括大剂量地塞米松（HDDXM）和常规剂量泼尼松（PDN）。治疗有效者待血小板升至100×10^9/L，减量维持，6~8周停用，减停后不能维持疗效的病人应考虑二线治疗。2周内泼尼松治疗无效病人应尽快减停。应用时，注意监测血压、血糖的变化，预防感染，保护胃黏膜。

（2）静脉输注丙种球蛋白。主要用于ITP的急症处理、不能耐受糖皮质激素或者脾切除前准备以及妊娠或分娩前。

3.ITP的二线治疗方案

（1）脾切除。适用于内科治疗6个月控制不佳者；对糖皮质激素维持量需大于30 mg/d者；对糖皮质激素禁忌或依赖，有颅内出血倾向经药物治疗无效者。

（2）药物治疗。达那唑、长春新碱、硫唑嘌呤、环磷酰胺、环孢素A、利妥昔单抗、重组人血小板生成素、艾曲泊帕等。

（3）输血和输血小板。用于血小板严重降低或脾切除术前准备，由ITP引起的致命性出血风险者。但反复多次输血易产生同种抗体，加速血小板破坏。

4. ITP的三线治疗方案　当一、二线治疗方案失败或由于特定原因不适用时可选择三线治疗方案，包括有设计良好的前瞻性多中心临床试验支持的方案和其他药物两类。目前国内团队牵头的全反式维甲酸（ATRA）联合达那唑和地西他滨两种治疗方案仍在积累证据中，后期有望进一步提升其在ITP治疗中的地位。

【主要护理问题】

1.皮肤黏膜完整性受损　皮肤黏膜散在瘀斑、瘀点，与血小板减少有关。

2.有感染的危险　与长期使用大剂量糖皮质激素、免疫抑制剂治疗所致机体抵抗力下降有关。

3.潜在并发症　颅内出血，与血小板减少有关。

4.自我形象紊乱　与糖皮质激素引起不良反应有关。

5.知识缺乏　对疾病的治疗和护理相关知识不了解。

6.恐惧　与血小板减少，可能出血危及生命有关。

【护理措施】

1.病情观察

（1）密切观察病人的生命体征及神志变化，注意病人皮肤黏膜、消化道、泌尿道等部位的出血倾向，定时测量并记录心率、脉搏、呼吸、血压，尤其是瞳孔和神志变化，严格记录小便及大便的颜色和次数。有无呕血和咯血，女病人月经量是否正常，眼底有无出血。如有大出血时，应及时对症处理，并通知医生做好抢救准备。

（2）皮肤黏膜出血时，观察出血点的数量及范围有无增减；穿刺时动作迅速，避免反复穿刺，拔针时延长按压时间；鼻出血时，观察呼吸情况，气道是否通畅，并指导病人用指压迫鼻翼两侧止血，或用肾上腺素棉球填塞止血，若出血量大时，请耳鼻喉科用油纱布做鼻腔填塞术。

（3）严密监测血常规变化，当血小板计数$<30 \times 10^9/L$时观察有无颅内出血症状，如剧烈头痛、呕吐、视物模糊、颈项强直、意识障碍等表现。

2. 用药护理

（1）糖皮质激素是治疗首选药，长期使用糖皮质激素可出现向心性肥胖、毛发增多或满月脸，停药后身体自行恢复，告知病人切勿自行减量或停药，以免影响治疗效果；糖皮质激素还可诱发或加重感染，指导病人保持衣物清洁干燥，减少探视，注意保暖，避免发生感冒。

（2）输注丙种球蛋白较常见的不良反应包括：荨麻疹、皮疹、发热、寒战、呼吸困难等，护士应加强巡视，严密监测病人的生命体征，观察病人皮肤有无异常，发现问题及时通知医生处理。

3. 饮食及生活护理

（1）进食高维生素、高蛋白质、高热量易消化的流质或半流质少渣饮食，禁食刺激性、油炸、粗糙、过硬的食物。有消化道出血时遵医嘱禁食，待出血情况好转，可逐步改为少渣半流质饮食、软食、普食。饮水、食物温度不宜过高。

（2）血小板计数$<50 \times 10^9/L$时减少活动，增加卧床休息时间；血小板计数$<20 \times 10^9/L$时严格卧床休息，防止身体受外伤，如跌倒、碰撞，尤其注意保护头部，避免引发颅内出血。

（3）床单应清洁、整齐、无皱褶，衣服应柔软、宽松。避免搔抓皮肤，保持皮肤清洁，定期擦洗，擦洗水温约40℃即可。

（4）嘱病人勿用手挖鼻腔，平时可用鱼肝油滴鼻，保持室内湿度50%~60%，防止鼻黏膜干燥出血。

（5）保持口腔清洁，饭前、饭后、睡前予盐水或漱口液漱口。口腔有出血时，予以去甲肾上腺素液漱口。不要用牙签剔牙，禁用硬毛牙刷刷牙。

（6）保持大便通畅，排便时不可过于用力，必要时，使用开塞露协助排便或肥皂水灌肠，避免压力增高引起出血。

4.健康教育

（1）ITP在春、夏季易发病，出院时，嘱病人避免受凉或感冒而诱发发作。

（2）慢性病人适当限制活动，血小板计数<50×10^9/L，勿做较强体力活动，可适当短时间散步，预防碰撞、摔倒等导致的各种外伤。

（3）避免使用可能引起血小板减少或抑制血小板功能的药物，如阿司匹林、吲哚美辛及双嘧达莫等。

（4）慢性ITP常反复发作，多迁延不愈达数年或更长时间，很少自然缓解，向病人及家属讲述疾病的发生发展及愈后，告知病人本病为慢性病，易反复发病，多数反复与病人过劳、精神持续紧张及躯体不适有关，使他们了解疾病的特点，学会寻找诱因，注意予以避免，可减少发作。另外，病人要增强治病信心，家属应给予病人精神、物质上的支持。

（5）告知病人注意对大量出血及时识别并了解压迫止血的方法，病人一旦出血立即到医院就诊，尽量减少、避免严重并发症及死亡的发生。

（6）定期门诊复查，监测血小板计数，不能擅自停药或加减剂量。

【前沿进展】

ITP 新药的应用

1.Avatrombopag（Doptelet，AkaRx）　是最新的口服TPO受体激动剂（TPO-RA），是ITP病人的一种新选择，2019年被FDA批准用于成人慢性ITP的治疗。关于其治疗慢性ITP病人的疗效和安全性，Ⅲ期临床试验（NCT01438840）正在进行中。就目前应用前景，TPO-RA似乎是一种有效且耐受性良好的药物，即使在难治和预处理病人中，也能够增加和维持血小板水平。TPO-RA为ITP病人提供了新的治疗选择。

2. Rozanolixizumab　研究表明高水平的致病IgG自身抗体是导致包括ITP在内的一些自身免疫病的原因，将其归因于新生Fc受体（FcRn）的再循环缺陷所致。抑制FcRn是IgG介导的自身免疫病的一种有吸引力的新治疗方法。Rozanolixizumab（UCB 7665）是一种人源化、高亲和力抗人新生FcRn单克隆抗体。它可通过加速内源性IgG的分解代谢来减少ITP病人的血浆IgG。Kiessling等的临床研究发现，ITP病人对Rozanolixizumab耐受性良好，在ITP病人中观察到IgG水平的下降及血小板计数上升。

3. Efgartigimod　是人IgG1抗体Fc片段，是新生FcRn的天然配体，经过改造可增强对FcRn的亲和力，同时保留其特征性的pH依赖性结合。Efgartigimod阻断FcRn，阻止IgG再循环，并导致目标IgG降解。有研究发现，在先前多种治疗方法失败的ITP病人中应用Efgartigimod显示出良好的耐受性，Efgartigimod导致总IgG水平快速降低，Efgartigimod治疗病人中的46%与使用安慰剂病人中的25%血小板计数达到50×10^9/L至少2次，反应累计10天以上（38% *vs.* 0%）。综上所述，Efgartigimod可降低病人的出血事件发生率，这些数据进一步评估其对FcRn拮抗作用，可作为一种新型ITP治疗药物。

【知识拓展】

ITP 的分期

1.新诊断的ITP　确诊后3个月以内的ITP病人。

2.持续性ITP　确诊后3~12个月血小板持续减少的病人，包括没有自发缓解和停止治疗后不能维持完全缓解的病人。

3.慢性ITP　血小板减少持续超过12个月的ITP病人。

4.重症ITP　血小板计数<10×10^9/L，伴活动性出血，或出血评分≥5分。

5.难治性ITP　指满足以下所有条件的病人：①脾切除后无效或复发。②仍需治疗以降低出血的危险。③排除其他原因引起的血小板减少症。

第三节　过敏性紫癜病人的护理

【概　述】

过敏性紫癜（allergic purpura）是一种常见的血管变态反应性出血性疾

病，是主要以小血管炎为主要病变的系统性血管炎，临床特征以非血小板减少性紫癜、关节炎、关节痛、腹痛、胃肠道出血及肾损害为主，病变可累及全身毛细血管，并出现相应脏器受损的临床表现，常见的是累及皮肤、关节、胃肠道以及肾脏四大系统，但亦可导致心、肺、肝、胰腺、胆囊、男性生殖器、脑等器官受累，可导致消化道出血、肠穿孔、心肌炎、肺出血甚至颅内出血等严重并发症而危及生命。多发于儿童和青少年，少见于中老年，男、女比例约为3：2，春秋两季发病多，占全年发病的65%。

【病 因】

1.感染　包括细菌、病毒及寄生虫感染等，约占22.5%，常见病原微生物包括：科萨奇病毒、细小病毒、支原体、细菌（溶血性链球菌）及阿米巴原虫等。

2.食物因素　是人体对特异性蛋白过敏所致，如鱼、虾、蟹、蛋、牛奶等。

3.药物因素　抗结核类药物、某些抗生素、解热镇痛药、华法林、某些抗癫痫药物（丙戊酸）、抗肿瘤坏死因子药物（英夫利昔单抗、阿达木单抗）、呋塞米等。

4.遗传因素　有研究表明，过敏性紫癜的发病存在一定的遗传倾向，可在家族中同时发病，同胞中可同时或先后发病。

5.其他因素　某些肿瘤性疾病、某些疫苗接种、植物花粉、昆虫叮咬、粉尘、油漆、动物羽毛、冷刺激及精神因素等。

【发病机制】

过敏性紫癜的确切发病机制仍不明确，但目前公认的是一种由免疫介导的系统性血管炎，致病因素影响机体的内环境，而相关免疫分子的参与触发疾病的发生及进展。可能与以下因素相关。

1.可能为IgA1分子糖基化异常及清除障碍，沉积于小血管壁引起自身炎症反应和组织损伤。

2.Ⅰ型变态反应。

3.抗原–抗体复合物反应。

【诊断要点】

1.临床表现　过敏性紫癜所致的血管炎性破坏呈全身性，61.37%的病人可同时出现3种以上临床表现。多数病人发病前1~3周常有咽痛、发热、上呼吸道感染及全身不适等前驱症状，随之出现典型的临床表现。

（1）单纯型过敏性紫癜。临床上最为常见，主要表现为皮肤紫癜，多见于双下肢远端及踝关节处，其次为臀部及上肢，部分可累及躯干、颜面以及男性阴囊处皮肤。紫癜常成批反复发生、呈对称性分布，可同时伴皮肤水肿、荨麻疹，并在24小时内消退，而部分病人皮损部位可出现出血性水疱，甚至坏死，出现溃疡。紫癜大小不等，初起时可为紫红色斑丘疹，高出皮面，压之不褪色，数日后可转为暗紫色，最终呈棕褐色逐渐消退，不留痕迹，多持续1~2周，但可反复出现，迁延数周或数月。

（2）腹型过敏性紫癜。除皮肤紫癜外，因消化道黏膜及腹膜脏层毛细血管受累而产生一系列消化道症状及体征，可出现腹痛、呕吐、消化道出血，其中腹痛最为常见，呈阵发性绞痛或持续钝痛，可并发肠炎、肠梗阻、肠缺血、肠狭窄，甚至坏疽性阑尾炎、肠穿孔、肠瘘、胆囊穿孔、肠系膜上静脉血栓形成，严重者可出现肠套叠，儿童较多见。

（3）关节型过敏性紫癜。除皮肤紫癜外，因关节部位血管受累出现关节肿胀、疼痛、压痛及功能障碍表现，以膝、踝关节为主，多呈游走性，持续时间短，反复发作，经数日而愈，无后遗症。

（4）肾型过敏性紫癜。紫癜性肾炎是常见的泌尿系统并发症，多见于年长儿童（大于7岁），临床表现为血尿、蛋白尿等，男性病人可出现阴囊、睾丸肿胀疼痛，少数病人可发展为肾病综合征、慢性肾炎。

（5）混合型过敏性紫癜。皮肤紫癜合并上述两种以上临床表现。

2. 实验室检查

（1）血象。白细胞计数正常或轻度升高，血小板计数正常。

（2）凝血功能、骨髓象。检查结果正常。

（3）大便常规。消化道出血病人大便隐血试验阳性。

（4）尿常规。肾脏受累时可有血尿、蛋白尿、管型尿。

（5）束臂试验。50%病人阳性。

（6）免疫球蛋白。血清IgA增高。

3.诊断标准

1990年美国风湿病协会制定了过敏性紫癜的诊断标准：①发病年龄小于或等于20岁。②明显的紫癜。③急性腹痛。④病理学检查示小动脉或小静脉的血管壁有中性粒细胞侵犯。以上标准满足任意2个及以上可诊断为过敏性紫癜。

2006年欧洲抗风湿病联盟和儿科风湿病学会关于过敏性紫癜的诊断标准将臀部及四肢具有可触及性紫癜作为必备条件，在必须具备可触性皮疹的基础上，在以下4条标准中，有1条或以上者可诊断为过敏性紫癜：①弥漫性腹痛。②任何部位活检显示以IgA为主的复合物沉积。③任意关节的关节炎或关节痛。④肾脏受损表现。

【治疗要点】

过敏性紫癜具有自限性，该病导致的单纯皮疹通常无须治疗。然而，对于合并严重皮疹、急性关节痛、腹痛及肾损害等症状的过敏性紫癜病人，应控制急性期症状，监测并改善影响预后的因素。对过敏性紫癜病人的总体治疗措施包括支持治疗、对症治疗、免疫抑制治疗及近年开展的血液净化治疗，如血浆置换术（PE）等。

1.病因防治　消除致病因素，清除局部病灶，驱除肠道寄生虫，避免可能致敏的食物及药物。

2.抗过敏及抗组胺药物　盐酸异丙嗪、维生素C、10%葡萄糖酸钙注射剂、西咪替丁、阿司咪唑和氯苯那敏。

3.糖皮质激素　适用于严重关节肿痛、腹痛及肾病综合征病人。

4.免疫抑制剂　环孢素A、吗替麦考酚酯、他克莫司。

5.抗凝治疗　适用于肾型过敏性紫癜病人。

6.对症治疗　腹痛较重者可给予山莨菪碱（654-2）静脉滴注，关节疼痛可酌情给予止痛药物；呕吐严重者可用止吐药。

7.中医中药　适用于慢性反复发作或肾型过敏性紫癜病人。

8.血浆置换　严重肾功能损害以及急进性肾炎病人可考虑采用血浆置换术。

【主要护理问题】

1.皮肤完整性受损　皮肤散在瘀斑、瘀点，与血管通透性和血管脆性增加有关。

2.舒适改变　疼痛，与腹型及关节型过敏性紫癜有关。

3.有出血的危险　与血管通透性和血管脆性增加有关。

4.有肾功能损害的危险　与肾型过敏性紫癜有关。

5.知识缺乏　缺乏与疾病相关的知识。

【护理措施】

1.病情观察

（1）单纯型过敏性紫癜。观察出血点的特征。详见本节"临床表现"。

（2）腹型过敏性紫癜。观察病人腹痛的部位、程度、有无压痛及反跳痛、有无肌紧张的情况，警惕肠穿孔的发生；如有腹泻或血便应该观察腹泻的次数、量的多少，颜色的变化，留取大便标本送检，并且及时测量生命体征，警惕失血性休克的发生。

（3）关节型过敏性紫癜。观察病人关节疼痛的部位、程度、有无红肿及活动障碍，提醒病人减少关节活动，保持患肢功能位置，协助病人获取舒适体位，使肌肉放松并注意保暖。

（4）肾型过敏性紫癜。观察病人尿液颜色、尿量及尿液检查的指标；由于部分严重的肾型过敏性紫癜病人可发展成慢性肾炎或肾病综合征，可伴有高血压及浮肿，故还应观察血压及水肿情况，出院后应追踪尿液检查指标3~6个月，判定肾功能恢复情况。

2.生活护理

（1）正确评估病人自理能力情况，根据评估情况制订相应的护理措施，指导病人在急性期以卧床休息为主，做好基础护理，将病人常用物品放置于病人易取处。

（2）保持皮肤的清洁与干燥，如有瘙痒禁止用手抓挠，可遵医嘱给予炉甘石洗剂外用，避免因皮肤破溃而引起出血和感染；保持床单平整，着棉质衣物，使用温清水洗浴，禁止使用刺激性的化学制剂清洁皮肤；水肿病人应定时翻身，避免压力性损伤的发生。

（3）在关节肿痛时，指导病人减少关节活动，忌冷热敷，指导和协助病人将受累关节安置于功能位，注意保暖。

（4）病人出现腹痛时，可采用屈膝平卧位来减轻疼痛，必要时给予药物止痛，并观察疗效和不良反应。

（5）腹泻或血便时应加强肛周皮肤的护理，每次便后及时使用温水清洗肛周或遵医嘱坐浴，避免出现肛周的感染。

（6）预防感冒，避免接触感染病人。

3.治疗及用药指导

（1）积极细心地寻找过敏原，可做过敏原实验。在发现过敏原或可疑过敏原时要及时通知医护人员，避免再次接触过敏原。饲养宠物将引起过敏的机会增加，应避免接触。

（2）使用糖皮质激素治疗时要告知用药的不良反应，如向心性肥胖、多毛、痤疮样皮疹、感染、应激性消化道溃疡等，增加病人的依从性，避免由于病人自行停药或减量而引起复发。

（3）应用抗组胺药物时可能会引起发困，指导病人多休息；应用环磷酰胺时可能会引起骨髓抑制和出血性膀胱炎（hemorrhagic cystitis，HC），指导病人多饮水，预防感染，观察小便的颜色；使用钙剂时要预防心动过速，注意观察病人的心率变化。

（4）进行穿刺时动作要轻柔，尽量避免使用止血带，或勿扎得过久过紧，严格遵守无菌操作，穿刺后需延长按压时间（5~10分钟），防止皮下出血。

4.健康教育

（1）向病人及家属介绍本病的相关知识，告之病人该病为变态反应性疾病，常见原因有感染、食物、药物及生活中常见的过敏原，要积极寻找可疑过敏原，只要找到病因，避免接触过敏原就可以避免复发。

（2）饮食指导。一般给予高营养、优质蛋白质、高维生素、清淡易于消化的干净饮食，忌过硬、过咸、油腻、刺激性食物，以免损伤消化道，消化道出血时应避免过热饮食，必要时禁食。最重要的是要避免再次食用可疑的过敏原，如鱼、虾、蟹、蛋、牛奶等食物。如不慎误食，应严密观察有无过敏，若有过敏症状应及时就医。

（3）指导病人加强锻炼，多运动，注意休息加强营养，提高身体素质，减少感染发生。

（4）勿滥用药，对于可能引起过敏的药物要遵医嘱服用，注意观察用药后反应。

（5）预防复发应避免接触与疾病相关的食物和药物，养成良好的卫生习惯，饭前便后洗手，对于花粉过敏者，在春季注意戴口罩。

（6）多食维生素C含量高的食物，如橙子、柚子、柑橘、猕猴桃及新鲜蔬菜等。维生素C能有效降低毛细血管通透性及脆性，利于康复。维生素C不耐高温，烹调时不宜高温和时间过长。

【前沿进展】

过敏性紫癜的非药物疗法

对过敏性紫癜的治疗，除抗感染、抗过敏、护胃、止痛等常规治疗外，一些非药物治疗手段可能有利于更快地缓解临床症状，降低肾脏受累风险以及对改善长期预后有效。

1.血液净化　对于反复发作或重症的病人，有条件时可通过血浆置换术、血液灌流、免疫吸附等血液净化技术改善病情，其发挥作用的速度较药物治疗更快，可早期迅速缓解症状，对于病情反复、药物治疗无效的难治性的病人可作为补充选择。有研究比较了血液灌流联合激素与单用激素治疗紫癜性肾炎的效果发现，血液灌流联合激素组急性期腹痛和关节痛的严重程度及持续时间均显著改善，这种效果可以通过消除血液中的免疫介质实现。故血液净化治疗可降低循环中免疫复合物和致病抗原，却不能完全替代药物，临床治疗仍需要激素、免疫抑制剂来减少紫癜性肾炎病理免疫反应的持续发生。

2.扁桃体切除　感染亦是引起过敏性紫癜的诱因之一。扁桃体作为淋巴器官会产生异常免疫复合物，反复发作的扁桃体炎可加速IgA介导的免疫复合物沉积，切除扁桃体可减轻蛋白尿、血尿，维持稳定的肾功能，有益于肾脏的长期存活。目前部分学者对手术持谨慎态度，临床需掌握严格的适应证。对于合并慢性扁桃体炎的病人，切除扁桃体可改善症状、减少复发。

3.其他 对于持续性蛋白尿病人，应用血管紧张素转换酶抑制剂（ACEI）、血管紧张素受体拮抗剂（ARBs）可能有利于改善肾脏的长期预后。

【知识拓展】

双重血浆置换联合药物冲击疗法治疗重症紫癜性肾炎

双重血浆置换（double filtration plasmapheresis，DFPP），是通过对一级分离后的致病血浆进行二级分离，然后将弃除致病因子后的血浆与血液有形成分一同输回体内，从而达到治疗疾病目的的一种选择性血浆分离疗法，它可以选择性清除血浆中的大分子物质，从而有效地清除血浆中的致病因子，并最大限度减少白蛋白的丢失。目前国内外均有将双重血浆置换用于自身免疫病治疗的报道，可取得较为满意的疗效。长期应用糖皮质激素治疗可以抑制机体的免疫功能，但易出现不良反应。双重血浆置换有效清除病人体内的免疫复合物，降低肾脏损害。双重血浆置换联合药物双冲击疗法治疗重症紫癜性肾炎效果优于单纯双冲击治疗。

第四节 血栓性血小板减少性紫癜病人的护理

【概　述】

血栓性血小板减少性紫癜（thrombotic thrombocytopenic purpura，TTP）是一种较少见的弥散性微血管血栓–出血综合征。其临床特点是以血小板减少性紫癜、微血管病性溶血、神经精神症状、肾损害和发热为典型表现的五联征，典型的病理特点为微循环广泛透明血栓形成后导致相应器官组织缺血、功能障碍。虽然本病的发病率低，但大多起病急，进展迅速，预后较差。在血浆置换术推广前，其病死率为66.6%~95%。近年来血浆置换术成为TTP首选治疗方法，使急性TTP的存活率达到90%，并且避免了器官的永久性损害，但该病的复发率仍旧较高。

【病　因】

1.遗传性 系血管性血友病因子裂解酶（ADAMTS 13）基因突变导致酶活性降低或缺乏所致，常在感染、应激或妊娠等诱发因素作用下发病。

2.获得性　根据有无原发病分为特发性和继发性。特发性TTP因病人体内存在抗ADAMTS 13自身抗体（抑制物），导致ADAMTS 13活性降低或缺乏，是主要的临床类型。继发性TTP系因感染、药物、肿瘤、自身免疫病、造血干细胞移植等因素引发，其中一些可能与TTP的急性发病相关，发病机制复杂，预后不佳。

【发病机制】

本病发病机制至今尚未完全阐明，目前认为血浆中超大分子量的vWF多聚体的异常积聚是引发TTP的主要发病机制。主要发病机制涉及ADAMTS 13活性缺乏、血管内皮细胞vWF异常释放、血小板异常活化等方面。

【诊断要点】

1.临床表现　TTP可发生于任何年龄，多为15~50岁，女性多见。出血和神经精神症状为该病最常见的表现。以皮肤黏膜和视网膜出血为主，严重者可发生内脏及颅内出血。神经精神症状可表现为头痛、意识紊乱、淡漠、失语、惊厥、视力障碍、谵妄和偏瘫等。微血管病性溶血表现为皮肤、巩膜黄染，尿色加深。肾脏损害表现有血尿、蛋白尿及不同程度的肾功能损害。半数病人出现发热。但并非所有病人均具有五联征表现，在急性TTP病人中出现的比例不到10%，故ADAMTS 13活性的检测对TTP的诊断尤为重要。

2.辅助检查

（1）血涂片及血象。除血红蛋白降低，网织红细胞明显升高，白细胞计数可增高，中性粒细胞增多和显著血小板减少外，最具特征性的变化是外周血中检出增多的破碎红细胞，对破碎红细胞的比例无确切界定，但为提高诊断效率，减少漏诊，将破碎红细胞比例定为1%。

（2）骨髓象。红系显著增生，巨核系正常或增多。

（3）溶血全套。主要是血管内溶血的表现，如：结合珠蛋白降低，血红蛋白尿，尿含铁血黄素试验可为阳性。

（4）生化检查。总胆红素升高，以间接胆红素为主，乳酸脱氢酶（LDH）常明显升高。

（5）弥散性血管内凝血（DIC）检查。一般阴性。

（6）遗传性TTP病人ADAMTS 13活性分析。ADAMTS 13活性低于5%，部分获得性TTP病人也可显著降低，同时血浆中可测得该酶的抑制物。

（7）血浆置换术治疗前ADAMTS 13及抑制物检测。ADAMTS 13活性显著降低（活性<10%），伴ADAMTS 13抑制物阳性。

3.诊断标准　以下2个主要表现加上任意1项次要表现即可考虑TTP。

（1）主要表现。①溶血性贫血，外周血涂片可见破碎红细胞或异形红细胞。②血小板计数<100×10^9/L。

（2）次要表现。①发热，体温超过38℃。②神经精神症状。③肾脏损害及或血尿、蛋白尿、管型尿。

（3）鉴别诊断。TTP应注意与下列疾病进行鉴别：溶血性尿毒症综合征（HUS）、弥散性血管内凝血、Evans综合征、系统性红斑狼疮（SLE）、阵发性睡眠性血红蛋白尿、妊娠高血压综合征。

【治疗要点】

1. 治疗原则　鉴于该病进展迅速，死亡率高，一旦确诊或高度怀疑该病时都应尽早开始积极治疗。首选血浆置换术治疗，其次可选用新鲜（冰冻）血浆输注和药物治疗。对高度疑似和确诊病例，输注血小板应十分谨慎，仅在出现危及生命的严重出血时才考虑使用。

2. 血浆置换术　血浆置换术可以有效快速地提高TTP病人体内的ADAMTS 13水平，同时在一定程度上去除ADAMTS 13抗体或者抑制物以及过量的超大分子量vWF多聚体，提高病人体内的ADAMTS 13活性，进而明显改善病人总体生存率。血浆置换术的原理是纠正酶的缺失，去除导致内皮细胞损伤和血小板聚集的不利因子和自身抗体，主要用新鲜血浆或新鲜冰冻血浆。血浆置换术的原则是：早期、足量、优质、联合。血浆置换量推荐为每次2 000 ml（或为40~60 ml/kg），每天1~2次，直至神经系统症状缓解、血红蛋白稳定、血小板计数及乳酸脱氢酶恢复正常，以后可逐渐延长置换间隔。对暂时无条件行血浆置换术或遗传性TTP病人，可输注新鲜血浆或新鲜冰冻血浆，推荐剂量为20~40 ml/（kg·d），注意液体量平衡。当病人出现严重肾功能衰竭时，同时进行血液透析。血浆置换术对慢性反复发作的遗传性TTP病人疗效欠佳。

3.免疫抑制药　在血浆置换的同时可联合激素或者免疫抑制剂治疗。激素可选择静脉给予大剂量甲强龙（200 mg/d）或地塞米松（10~15 mg/d）3~5天，病情缓解后逐步减量。用长春新碱或环磷酰胺等免疫抑制剂可减少自身抗体产生，对于重症病人可以选用。复发难治性TTP病人也可加用利妥昔单抗，清除病人体内抗ADAMTS 13自身抗体，减少复发。利妥昔单抗是通过耗尽B细胞来拮抗 ADAMTS 13抑制物的产生。

4.成分输血　严重贫血者可输注浓缩红细胞。急性TTP病人不建议输注血小板，因其可加重病情。成分输血仅用于重要器官活动性出血的病人，但需要密切关注病人病情变化，病危情况改善后需及时停止输注。

【主要护理问题】

1.有出血的危险　与血小板减少有关。

2.活动无耐力　与贫血有关。

3.有受伤的危险　与神经精神异常有关。

4.语言沟通障碍　与微血管病变及大脑病变有关。

【护理措施】

1.病情观察　关注病人主诉，密切观察病情变化，观察是否出现头痛、言语不清、性格改变、定向障碍和神志异常等精神异常症状；观察皮肤黏膜出血的部位、范围和出血量；观察黄疸、贫血及尿色；关注实验室检查结果。

2.休息和活动　提高环境护理的标准，控制病房内的生物环境，定时检测空气质量，控制周围噪声分贝，提供安静、安全、舒适的环境，提高病人的睡眠质量和住院过程中的舒适性；在病情允许的情况下，有计划地适量活动，计划每日活动的强度、持续时间、次数。对不允许活动的病人，根据病人自身情况制订被动活动计划。对未出现精神症状的病人，要多与之交谈，消除病人的紧张和焦虑感。

3.饮食指导　进食高蛋白质、高维生素、高热量、少渣、易消化软食，以防口腔黏膜损伤；餐前餐后漱口，保持口腔清洁。

4.预防出血　血小板计数$<20 \times 10^9$/L，常有自发性出血，护理病人时

要注意内脏及颅内出血。病人饮食要注意少渣、温凉饮食，预防消化道出血。便秘、咳嗽可引起颅内压升高，有可能引起颅内出血，因此要及时对症处理。便秘者可遵医嘱给予缓泻剂、开塞露等，指导病人勿用力排便，进食新鲜蔬菜及水果；剧咳者可遵医嘱给予镇咳、化痰、抗炎等药物治疗，指导病人勿用力咳嗽，适当饮水，指导病人有效排痰。

5.心理护理　对性格改变、言语不清、失语等病人，护士应以尊重、体谅、和蔼的态度对待病人。与病人进行非语言沟通时，要耐心，双眼注视病人，提出的问题尽量使病人能用简单动作回答，如点头、摇头、眨眼、用手指示意等。

6.安全护理　将呼叫器置于病人易接触的地方，加强安全防护措施，确保病人安全。对昏迷病人要加强基础护理，防止不良事件的发生，如压力性损伤、坠床等。

7.发热的护理　对高热病人，可行一般物理降温，如冰袋降温、温水擦浴等，忌用酒精擦拭，必要时可遵医嘱给予药物降温。

8.对于肾功能损害病人，应准确记录24小时出入量。

9.血浆置换术的护理 详见第十章第二节"治疗性血液成分单采的护理"。

【前沿进展】

TTP 的治疗新进展

1.硼替佐米　硼替佐米是一种蛋白酶体抑制剂，主要用于治疗多发性骨髓瘤。近来，硼替佐米也被用于治疗复发难治性TTP，它的作用机制是抑制自身抗体的产生，诱导B细胞和浆细胞凋亡，对于复发难治性 TTP病人有较好的疗效。但用药剂量、给药时机和给药途径仍需要进一步的临床试验。

2. ADAMTS 13蛋白的替代治疗　血浆纯化ADAMTS 13蛋白可通过克隆重组ADAMTS 13基因得到，是TTP的替代治疗药物。对产生自身抗体的TTP病人，补充外源的ADAMTS 13，可抑制微血管血栓形成，预防复发，减少死亡。有研究发现病人对药物的耐受性良好，无严重不良事件发生，血浆中未见抗ADAMTS 13抗体，目前仍处于临床试验阶段。

3. N-乙酰半胱氨酸　N-乙酰半胱氨酸（N-acetylcysteine，NAC）是一种黏液溶解剂，可减少vWF中的二硫键来降解超大分子量vWF多聚体来阻止血栓形成，可作为一种新的TTP治疗策略。研究证明：TTP动物模型中应用NAC时，在没有血浆置换时，NAC能有效预防小鼠出现严重TTP体征，但对急性TTP体征的预防无效。

【知识拓展】

TTP 预后的影响因素

国际上尚无公认风险评估工具用于TTP病人预后风险评估，目前主要预后影响因素如下。

1.ADAMTS 13活性明显降低或严重缺乏的病人，缓解后复发的可能性大 研究显示，对病人血浆中核糖体基因标志、HLA*-DRB5、HLA-DRB1水平进行监测，观察这些因子含量的变化可辅助预测TTP复发的可能。而ADAMTS 13活性降低程度或其抗体水平升高的程度可提示TTP病人疾病严重程度以及发生死亡风险。

2.初发TTP肾功能损害程度与病人的预后不良程度成正比 TTP病人伴有肾损害较为常见，但严重的急性肾损伤发生率并不高。如若发生，则提示远期预后差。

3.继发于结缔组织疾病的TTP病人预后不良 尤其是存在抗SSA抗体和/或抗双链DNA抗体阳性的病人。

4. TTP合并缺血性发作或急性心肌梗死、TTP病人进行血小板输注、年龄＞60岁、颅内出血和动脉血栓形成等因素，均影响TTP病人的治疗及预后。

---

* HLA：人类白细胞抗原。

第四章
白血病病人的护理

第一节　概　述

【概　述】

　　白血病（leukemia）是一种起源于造血干细胞的恶性克隆性肿瘤。过度增多的异常白血病细胞在体内广泛浸润，并损坏骨髓的正常造血功能，产生相应临床表现，如贫血、出血、感染和组织浸润，周围血液中各种细胞成分亦发生质和量的异常。白血病约占恶性肿瘤总发病率的5%，好发于儿童和青壮年，是儿童和35岁以下人群肿瘤死亡的首位病因。

【病　因】

　　白血病的确切病因目前不明，但某些诱因可能与白血病的发生有关。

　　1.病毒　成人T细胞白血病（ATL）由人类T淋巴细胞病毒Ⅰ型（HTLV-Ⅰ）引起。

　　2.放射因素　电离辐射可致白血病，其作用与放射剂量、放射部位以及年龄有关。

3.化学物质　苯的致白血病作用比较肯定，与苯的毒性作用和累积剂量有关，抗肿瘤药物中的烷化剂和拓扑异构酶Ⅱ抑制剂也有致白血病的作用。

4.遗传和先天易感性。

5.其他血液病　某些血液病，如骨髓增生异常综合征、淋巴瘤等最终可能发展成白血病。

【发病机制】

白血病的发病机制较复杂。各种病因都可能引起遗传基因的突变或染色体的畸形，从而导致白血病细胞株形成，联合人体免疫功能的缺陷，使已经形成的肿瘤细胞不断增殖，最终导致白血病的发生。

白血病的特异性病理变化是异常白血病细胞的增殖与浸润。非特异性病理改变为白血病的继发性变化，如皮肤黏膜和各脏器的出血、继发感染，组织营养不良及坏死，抗白血病治疗对机体的影响等。

【分　类】

按病程缓急和白血病细胞分化成熟程度分为两大类：急性白血病和慢性白血病。根据细胞形态进一步分为各种亚型。急性白血病起病急、症状重、病情发展迅速，自然病程短。骨髓及外周血中以异常原始及早期幼稚细胞为主，原始细胞比例超过骨髓有核细胞的20%。慢性白血病起病缓，病程发展缓慢，自然病程较长。骨髓及外周血中以异常的较成熟细胞为主。

第二节　急性白血病病人的护理

【概　述】

急性白血病（acute leukemia，AL）是造血干细胞分化成熟障碍导致的恶性克隆性疾病，发病时骨髓中异常的原始细胞及幼稚细胞（白血病细胞）大量增殖并抑制正常造血，广泛浸润肝、脾、淋巴结等各种脏器，表现为贫血、出血、感染和浸润等征象。

【分 类】

FAB分型法是基于细胞形态学和细胞化学特征进行的分类。将急性白血病分为急性淋巴细胞白血病（acute lymphoblastic leukemia，ALL，简称急淋）和急性髓系白血病（acute myelocytic leukemia，AML，简称急非淋）。

1. ALL分为3种亚型 ①L_1型：原始和幼稚淋巴细胞以小细胞为主。②L_2型：原始和幼稚淋巴细胞以大细胞为主，大小细胞均有。③L_3型：原始和幼稚淋巴细胞以大细胞为主，大小较一致，细胞内有明显空泡，胞质嗜碱性，染色深。

2. AML分为8种亚型 M_0型（急性髓细胞白血病微分化型）、M_1型（急性粒细胞白血病未分化型）、M_2型（急性粒细胞白血病部分分化型）、M_3型（急性早幼粒细胞白血病）、M_4型（急性粒-单核细胞白血病）、M_5型（急性单核细胞白血病）、M_6型（红白血病）、M_7型（急性巨核细胞白血病）。

FAB分型法标准简单、使用普遍，但由于对细胞识别能力有限，随着单克隆抗体在白血病中的应用，WHO提出了采用形态学（M）、免疫学（I）、细胞遗传学（C）和分子生物学（M）相结合的MICM分型法。2001年WHO公布的造血和淋巴组织肿瘤分类，即采用的MICM分型法，于2008年又做了重要修订，将急性白血病分为AML、ALL和系列不明急性白血病三大类。MICM分型法已被广泛接受，大型医院均采用此分型法。

【诊断要点】

1.临床表现

（1）正常骨髓造血功能受抑制表现。①贫血：病人就诊时多有中度到重度贫血，尤其是继发于骨髓增生异常综合征者；部分就诊时可无贫血，但随病情进展贫血进行性加重。②出血：病人整个病程都有出血或出血倾向，以皮肤瘀点、瘀斑、鼻衄、牙龈出血、月经过多常见。颅内出血是急性白血病的主要死因。急性早幼粒细胞白血病易并发弥散性血管内凝血而出现全身广泛出血。③发热和感染：少数白血病本身可以发热，但高热往往提示有继发感染。表现为不同程度的发热、不同热型，伴有畏寒、出汗等。感染表现以口腔炎、牙龈炎、咽峡炎最常见，可发生溃疡或坏死，也可有肺部感染、肠炎、肛周炎、肛周脓肿等，严重时可致菌血症或败血症。感染是急性白血病常见的死亡原因之一。

（2）白血病细胞增殖浸润的表现。①肝、脾和淋巴结肿大：淋巴结肿大以ALL较多见，纵隔淋巴结肿大常见于T细胞ALL；肝、脾肿大多为轻度到中度，除慢性髓系白血病急变外，很少见到巨脾。②骨骼和关节：骨骼疼痛和四肢关节疼痛为白血病细胞浸润常见症状，以胸骨下端局部压痛较为常见。③皮肤及黏膜：牙龈增生、肿胀，皮肤出现蓝灰色斑丘疹，局部皮肤隆起变硬，呈紫蓝色结节，多见于急性粒-单核细胞白血病和急性单核细胞白血病。④中枢神经系统白血病（central nervous system leukemia，CNSL）：多发生于治疗后缓解期，以ALL最多见，儿童尤甚。轻者表现为头痛、头晕，重者有呕吐、颈项强直，甚至抽搐、昏迷。⑤其他部位：睾丸受浸润时多为一侧无痛性肿大，常见于ALL化疗缓解后的男性幼儿或青年，是仅次于CNSL的白血病髓外复发的根源。眼部可见白血病细胞浸润眼眶骨膜（称粒细胞肉瘤或绿色瘤），可引起眼球突出、复视或失明。此外白血病还可浸润心、肺、胃肠等部位，但不一定出现相应症状。

（3）其他表现。①白细胞淤滞症：外周血白细胞$>200 \times 10^9/L$，血流缓慢淤滞，血管堵塞，组织器官出现缺血、出血的症状，如呼吸困难、低氧血症、呼吸窘迫、反应迟钝、言语不清、颅内出血等。②肿瘤溶解综合征（tumor lysis syndrome，TLS）：化疗后大量白血病细胞杀伤，细胞内物质大量快速释放入血引起，主要表现为高尿酸血症、高血钾、高血磷、低血钙、少尿、急性肾功能衰竭等，可导致病人快速死亡。

2.辅助检查

（1）血象。初诊时白细胞计数可降低、正常或增高，血涂片分类检查中可见数量不等的原始和幼稚细胞，但白细胞不增多型病例外周血涂片上很难找到原始细胞。病人有不同程度的正常细胞性贫血，少数病人血涂片检查见红细胞大小不等，可找到幼红细胞。约1/2病人的血小板计数$<60 \times 10^9/L$，晚期血小板常极度减少。

（2）骨髓象。骨髓检查是确诊急性白血病及其类型的必做检查和主要依据。多数病例骨髓象显示有核细胞显著增生，以原始细胞为主，而较成熟中间阶段细胞缺如，并残留少量成熟粒细胞，形成"裂孔"现象；少数骨髓象增生低下，称为低增生性急性白血病。WHO分型将原始细胞占骨髓有核细胞20%以上定为急性白血病的诊断标准。

（3）细胞化学。细胞化学鉴别白血病类型见表4-1。

表 4-1 细胞化学鉴别白血病类型

项目	急淋白血病	急粒白血病	急单白血病
过氧化物酶（POX）	（－）	分化差的原始细胞：（－）～（＋） 分化好的原始细胞：（＋）～（＋＋＋）	（－）～（＋）
糖原染色（PAS）	（＋） 成块或颗粒状	（－）或（＋） 弥漫性淡红色或颗粒状	（－）或（＋） 弥漫性淡红色或颗粒状
非特异性酯酶（NSE）	（－）	（－）～（＋） NaF抑制＜50%	（＋） NaF抑制≥50%
中性粒细胞碱性磷酸酶（NAP）	增加	减少或（－）	正常或增加

（4）免疫学检查。根据白血病细胞表达的特异性抗原检测，分析细胞所属系列、分化程度和功能状态。

（5）细胞遗传学。白血病常伴有特异的染色体和基因异常改变，如90%以上的急性早幼粒细胞白血病有t（15；17）（q22；q21），即15号染色体*PML*（早幼粒白血病基因）与17号染色体*RARA*（维甲酸受体基因）形成*PML-RARA*融合基因，这是急性早幼粒细胞白血病发病和使用全反式维甲酸治疗有效的分子基础。

（6）生化检查。中枢神经系统白血病病人脑脊液压力增高，脑脊液检查可见白细胞计数增多，蛋白质增多，葡萄糖定量减少，涂片可找到白血病细胞。在使用化疗药物期间，血清尿酸浓度增高，甚至出现尿酸结晶。病人发生弥散性血管内凝血时可有凝血异常。高白细胞时血糖降低（假性低血糖），肿瘤溶解时出现高血钾、高血磷及低钙血症等。

3.诊断标准　根据病人有出血、发热、贫血、骨痛等临床表现，结合血象和骨髓象特点，一般可做出诊断。但需进一步做形态学、细胞化学、免疫学、染色体和基因检查等，来明确急性白血病的类型。

【治疗要点】

1.对症及支持治疗

（1）防治感染。①化疗前局灶性感染要予以根除，注意个人卫生和环境清洁、消毒。②当体温≥38.5℃时，可按感染处理，使用敏感的抗生素。③当中性粒细胞≤0.5×10^9/L时，应采取保护性隔离。化疗后白细胞显著减少，可应用粒细胞集落刺激因子，必要时静脉用丙种球蛋白。

（2）纠正贫血。严重贫血时可输注红细胞悬液或浓缩红细胞，但白细胞淤滞时输血暂缓。

（3）控制出血。血小板计数<20×10^9/L并伴有出血情况或血小板计数<10×10^9/L时可输注单采血小板。如并发弥散性血管内凝血应积极做相应处理。

（4）防治高尿酸血症。大量输液并碱化尿液，鼓励病人多饮水，化疗期间可口服别嘌醇100 mg/次，3次/天，抑制尿酸的合成。

（5）紧急处理高白细胞血症。白细胞>100×10^9/L时，应紧急使用血细胞分离机，单采清除过高的白细胞（急性早幼粒细胞白血病型不首选），同时给以水化和碱化尿液。按白血病分类诊断实施化疗前短期预处理：ALL用地塞米松10 mg/m^{2}静脉注射；AML用羟基脲，然后进行联合化疗。需预防白血病细胞溶解诱发的肿瘤溶解综合征、凝血异常等并发症。

（6）补充营养，维持水、电解质平衡。

2.抗白血病治疗

（1）急性白血病的治疗分为诱导缓解和缓解后治疗两个阶段。①诱导缓解：通过联合化疗使病人达到完全缓解（complete remission，CR）。完全缓解即病人白血病的症状、体征消失；中性粒细胞>1.0×10^9/L，血小板计数≥100×10^9/L，白细胞分类中无白血病细胞；骨髓中相关系列的原始细胞和幼稚细胞之和≤5%，无Auer小体；无髓外白血病。理想的完全缓解为初诊时免疫学、细胞遗传学和分子生物学异常标志消失。②缓解后治疗：病人获得CR后，体内尚残留$10^8 \sim 10^9$的白血病细胞，成为疾病复发的根源，故需缓解后治疗，包括化疗和造血干细胞移植。

（2）急性白血病常用化疗药物和联合化疗方案见表4-2和表4-3。

表 4-2　急性白血病常用化疗药物

种类	药名	英文缩写	主要不良反应
抗代谢类	甲氨蝶呤	MTX	口腔、胃肠道黏膜溃疡，肝损害，骨髓抑制
	6-巯基嘌呤	6-MP	胃肠道反应，骨髓抑制，肝损害
	氟达拉滨	FLU	骨髓抑制，神经毒性，胃肠道反应，自身免疫现象
	阿糖胞苷	Ara-C	口腔溃疡，胃肠道反应，脱发，骨髓抑制
抗肿瘤植物药	长春新碱	VCR	骨髓抑制，末梢神经炎，胃肠道反应，脱发，局部刺激
	高三尖杉酯碱	HHT	骨髓抑制，胃肠道反应，心脏损害
	依托泊苷	VP-16	骨髓抑制，胃肠道反应，脱发
烷化剂	环磷酰胺	CTX	骨髓抑制，胃肠道反应，脱发，出血性膀胱炎
抗肿瘤抗生素类	柔红霉素	DNR	骨髓抑制，心脏损害，胃肠道反应
	去甲氧柔红霉素	IDA	骨髓抑制，胃肠道反应
酶类	左旋门冬酰胺酶	L-ASP	肝损害，高尿酸血症，过敏反应，高血糖，胰腺炎，氮质血症
激素类	泼尼松	P	类库欣综合征，易感染，高血压，糖尿病
肿瘤细胞诱导分化剂	全反式维甲酸	ATRA	皮肤黏膜干燥，胃肠道反应，口角破裂，头晕，关节痛，肝损害

表 4-3　急性白血病常用联合化疗方案

白血病类型	治疗阶段	治疗方案及药物
ALL	诱导缓解治疗	VP（VCR+P）
		DVLP（DNR+VCR+L-ASP+P）
	缓解后治疗	间歇重复原诱导方案，定期给予强化方案（HD MTX、Ara-C、6-MP、L-ASP）
AML（非急性早幼粒细胞白血病）	诱导缓解	DA（DNR+Ara-C）
		IA（IDA+Ara-C）
		HA（HHT+Ara-C）
	缓解后治疗	HD Ara-C，单用或与DNR、IDA等联合使用
急性早幼粒细胞白血病	诱导缓解	ATRA+蒽环类、砷剂
	缓解后治疗	化疗、ATRA以及砷剂等交替维持治疗

（3）中枢神经系统白血病的防治。①预防：ALL及成人AML高危组，尤其是急性粒–单核细胞白血病、急性单核细胞白血病型，大多数主张预防性治疗，应在完全缓解后早期进行。常用鞘内注射甲氨蝶呤或阿糖胞苷+地塞米松。②治疗：采用鞘内注射甲氨蝶呤或阿糖胞苷治疗，然后维持治疗，同时选用含HD CTX、HD MTX方案进行全身化疗。全颅脊髓照射作为挽救治疗手段。

（4）造血干细胞移植。对治愈成人ALL至关重要。对AML预后不良者首选异基因造血干细胞移植；预后良好者，首选化疗复发后再做异基因造血干细胞移植（详见第十章第三节"造血干细胞移植的护理"）。

【主要护理问题】

1.活动无耐力　与贫血、化疗、白血病引起的代谢增高有关。

2.有感染的危险　与正常粒细胞减少和机体抵抗力下降有关。

3.体温过高　与感染、肿瘤细胞代谢亢进有关。

4.有损伤的危险　出血，与血小板减少、白血病细胞浸润有关。

5.潜在并发症　化疗药物的不良反应。

6.舒适的改变　与骨痛、淋巴结肿大压迫、放疗或化疗毒性等因素有关。

7.悲哀　与病情严重、预后不良有关。

8.营养失调　低于机体需要量，与白血病引起的代谢增高、高热、化疗致胃肠道反应性进食减少等有关。

9.知识缺乏　缺乏疾病相关的知识。

10.照顾者角色困难　与疾病致家庭意见冲突及经济条件等有关。

【护理措施】

1.病情观察

（1）观察体温及血压变化，记录体温变化及热型，有无感染征象。发热时注意有无伴随症状如畏寒、寒战、咽痛、肛周不适等，体温达38.5℃时可予以温水擦浴或冰块物理降温，观察降温效果，及时更换汗湿的衣服及床单；血压降低时，要密切观察病人神志变化，保证输液通畅，观察尿量变化，防治休克。

（2）观察病人营养状况、活动情况、排便情况等。

（3）定期检测血象变化，以便了解病情的发展及药物治疗的效果，随时调整药物剂量。

（4）观察化疗的不良反应。

2. 贫血的护理

（1）保证充足的休息及睡眠，减少活动。贫血严重的病人改变体位，如坐起或起立时动作应缓慢，由人扶持协助，防止突然体位改变发生晕厥而摔伤。

（2）严重贫血，血红蛋白<60 g/L时应尽量卧床休息，必要时予氧气吸入，并做好生活护理，遵医嘱输注红细胞悬液。

（3）老年病人、耐受力较差的病人或贫血较重需要长期输血治疗的病人，有时病人的血红蛋白>60 g/L，但已出现明显的心累、气紧、头昏、耳鸣、面色苍白等贫血症状，也应积极采取输血治疗，以提高病人的生活质量。

3. 出血的护理

（1）严密观察病人有无出血倾向，如皮肤瘀点、瘀斑、鼻衄、牙龈及眼底出血等。指导病人避免外伤。少量的鼻出血可用干棉球或蘸1:1 000肾上腺素棉球填塞压迫止血并局部冷敷；大量鼻出血时应配合医生实施止鼻血术。眼底出血者注意不能揉擦眼球，防止出血加重。牙龈出血者使用冷去甲肾上腺素盐水漱口，出血不止者可用吸收性明胶海绵敷贴。

（2）监测生命体征及血象，血小板计数<50×10^9/L采取预防出血措施；血小板计数<20×10^9/L病人应卧床休息。并观察有无头昏、头痛、视物模糊、心慌等症状。警惕内出血相关征象，如呕血、便血、咯血、血尿或头痛、恶心、呕吐、视物不清、颈项强直、意识障碍等，及时通知医生做好抢救准备。

（3）护理动作轻柔，避免不必要的穿刺。

（4）对服用类固醇的病人，给予抗酸治疗。

（5）必要时输注血小板、凝血因子、新鲜冰冻血浆。

（6）指导病人预防出血，用软毛牙刷刷牙，勿用牙签剔牙，以防牙龈损伤。禁用手挖鼻孔。勿用手搔抓皮肤，保持大便通畅，勿用力排便。

（7）避免使用含阿司匹林的药物。

4. 感染的护理

（1）保持病室整洁，定时通风，保持空气流通，温度在18~22℃，湿度在60%。定时进行空气和地面消毒，维持环境清洁。避免或减少探视。工作人员及探视者在接触病人之前要认真洗手。定期进行室内空气及病人常用器具的细菌培养，监测环境的洁净度。定时洗澡更衣及更换床上罩单，重症病人行床上擦浴，保持皮肤清洁，必要外出检查时，戴口罩预防呼吸道感染。根据气温变化，随时增减衣物，防止受凉感冒。对于接受超大剂量化疗、免疫抑制治疗、干细胞移植治疗期间的病人，必要时采用保护性隔离护理，移居单间或空气层流洁净病房，实施全环境保护。

（2）保持口腔及皮肤清洁卫生，预防感染。于进餐前后，睡前、晨起用生理盐水漱口，睡前、晨起应用软毛牙刷刷牙；粒细胞缺乏时予口泰液、制霉菌素悬液漱口。定期洗澡更衣，勤剪指甲；女性病人应注意会阴部清洁，经期应增加清洗次数；保持大便通畅，便秘者可给予轻泻剂，如蜂蜜、番泻叶等，防止发生肛裂；便后用温水、盐水、聚维酮碘稀释液或1∶5 000高锰酸钾溶液坐浴，预防肛周感染。

（3）除体温观察外，还应注意咽、鼻腔、腋下、外阴、肛门等的隐匿感染。

（4）实施各种注射、穿刺检查治疗技术应严格遵守无菌操作原则，皮肤消毒要彻底，操作后局部以无菌敷料保护不少于24小时。

5. 药物护理

（1）向病人讲解药物的作用、副作用及有关的注意事项。

（2）化疗药物一般需新鲜配制，根据不同药物药理特点在相应时间内用完，以免影响疗效。确保剂量准确。如蒽环类化疗药物、长春碱类宜较快输注；而阿糖胞苷、高三尖杉酯碱宜缓慢滴注。氟达拉滨静脉输注要求是50 mg+0.9%生理盐水100 ml，在30分钟内输完，严防药物渗漏。

（3）化疗药物输注时首选深静脉导管，如选用外周浅表静脉，应选择弹性较好、血流丰富的静脉且避开关节处、反复穿刺及有瘢痕静脉，轮换使用。先用生理盐水建立输液通道，确保无误后再进行化疗药物的输注。化疗过程中加强巡视，防止药物外渗，并做好病人的相关教育，如发现化疗药物有外渗、外漏，应立即停止滴注，并回抽2~3 ml血液，以吸除部分药液，然后拔出针头更换注射部位。外渗局部冷敷后再用硫酸镁湿敷，亦可用2%利多卡因+地塞米松局部做环形封闭，观察局部的变化。

（4）对症处理化疗不良反应：如使用甲氧氯普胺（胃复安）、昂丹司琼等药，最大限度地减少恶心、呕吐的发生。预防尿酸性肾病。根据心功能等因素，化疗过程适当补液，保证每日尿量在3 000 ml以上，对入量够而尿仍少者，给予利尿剂。

（5）骨髓抑制的防护：多种化疗药物有抑制骨髓作用，一般化疗后7~14天血象可降至最低点，恢复时间为之后的5~10天，并逐渐恢复。故从化疗开始至结束后2周应加强预防贫血、出血和感染的护理。定期复查血象，化疗结束后复查骨髓象，以便了解骨髓抑制情况及评价疗效，并根据病情给予对症支持治疗。

（6）鞘内注射药物后应去枕平卧4~6小时，以免头痛。

6. 输血的护理　见第十章第一节"成分输血及护理"。

7. 饮食护理

（1）给予高蛋白质、高维生素、高热量、营养丰富、易消化的饮食。注意饮食卫生，忌生冷及刺激性食物，防止发生肠道感染。不要进食产气过多和辛辣的食物，避免饭后立即平卧。口腔溃疡疼痛明显时可予利多卡因漱口液含漱（0.9%生理盐水250 ml+2%利多卡因10~20 ml），以减轻疼痛。

（2）化疗期间鼓励病人多饮水，每日2 000~3 000 ml，若为高白细胞血症，每日饮水量应在3 000 ml以上。

（3）化疗期间少食多次进餐，给予清洁、合乎口味的饮食，注意食物的色、香、味，鼓励病人进食。避免在治疗前后2小时内进餐，恶心、呕吐时应暂缓进餐，保持口腔清洁。

（4）血小板减少时，应指导病人进食少渣的软食，禁辛辣、生硬、刺激性食物，以防止口腔黏膜擦伤引起出血。

8. 心理护理　急性白血病是一种恶性程度高的疾病，死亡率高，治愈率低，治疗成本高，因此病人容易产生紧张、恐惧和忧虑，甚至产生悲观绝望的不良情绪，部分病人甚至出现自杀、自伤行为。因此，心理护理应当贯穿治疗护理全程。

9.健康教育

（1）向病人及其家属说明白血病是血液系统恶性疾病，虽然难治，但目前治疗进展快、效果好，应使病人及家属树立战胜疾病的信心。家庭为白血病病人创造安全、舒适和愉悦宽松的环境，使病人保持良好的情绪状态，有利于疾病康复。

（2）帮助病人建立良好的生活方式，注意休息、营养补充。缓解期生活要有规律，保持良好的生活方式，保证充足的休息和睡眠。适当进行健身活动，如慢跑、散步、太极拳等，以提高机体抗病能力。注意合理饮食，应食富含营养、清淡、易消化、无刺激的食物。

（3）学会自我护理的方法与技巧，注意个人卫生，少去人群拥挤的公共场所。注意保暖，避免受凉，学会自测体温，经常检查咽部、口腔有无感染。勿用牙签剔牙、用手挖鼻孔，避免外伤等。沐浴时水温不宜过高，以免血管扩张加重皮肤出血。

（4）指导病人遵医嘱合理用药，禁止使用对骨髓造血系统有损害的药物，并说明坚持巩固维持治疗可延长急性白血病的缓解期和病人的生存期。

（5）定期门诊复查血象，发现发热、出血及骨、关节疼痛时要及时到医院检查。

（6）消除环境中的危险因素，不要多接触X射线等有害的放射线及其他有害物质。

【前沿进展】

白血病的靶向治疗

随着现代生物医学技术如分子生物学、基因组学的快速发展，白血病的诊断逐渐进入精细化的分层诊断，治疗趋势逐渐演化为将新型靶向治疗药物整合到传统的化疗、放疗、造血干细胞移植治疗中。

分子靶向治疗，是在肿瘤分子细胞生物学的基础上，利用肿瘤组织或细胞所具有的特异性或相对特异的结构分子作为靶点，可以是肿瘤细胞内部的某一蛋白质分子、某一核酸片段，也可以是一个基因片段，来设计相应的治疗药物。靶向药物进入体内会特异性地选择致癌位点来结合发生作用，使肿瘤细胞特异性死亡，同时对正常的组织细胞损伤较轻，不良反应较少，又被称为生物导弹。

靠向治疗白血病的重要进展有酪氨酸激酶抑制剂（TKI）靠向治疗慢性髓系白血病；利妥昔单抗靠向治疗B细胞淋巴瘤和CD20⁺急性淋巴细胞白血病；FLT3抑制剂靠向治疗FLT3⁺高危急性髓系白血病。

【知识拓展】

化疗药的不良反应及处理

化疗药的不良反应及处理见表4-4。

表 4-4　化疗药的不良反应及处理

不良反应	临床表现	代表药	处理
消化系统不良反应	食欲减退、恶心、呕吐、腹痛、腹泻、便秘	阿霉素、柔红霉素、阿糖胞苷、足叶乙苷、环磷酰胺、氮烯咪胺（达卡巴嗪）、米托蒽醌、长春新碱	化疗前遵医嘱予以止吐药，必要时予以补液支持治疗
造血系统不良反应	白细胞尤其是中性粒细胞减少，血小板减少，红细胞减少，并发感染、出血、贫血	化疗药大多都有，其中较明显的有蒽环类化疗药，如环磷酰胺、足叶乙苷、甲氨蝶呤	化疗前后监测血象变化，必要时给予集落刺激因子；预防感染、出血等
泌尿系统不良反应	肾实质损坏，泌尿道刺激反应，出血性膀胱炎	顺铂、甲氨蝶呤、环磷酰胺等	以预防为主，注意水化及碱化尿液，应用解救剂，严密监测肾功能
肝脏毒性反应	肝细胞功能障碍、静脉阻塞性肝病、慢性肝纤维化。表现为转氨酶升高、肝大、腹水等	化疗药大多都有，以甲氨蝶呤、阿糖胞苷、足叶乙苷、长春新碱、左旋门冬酰胺酶、氮烯咪胺（达卡巴嗪）等为甚	观察有无黄疸，定期监测肝功能，必要时使用保肝药物
心脏毒性反应	急性毒性反应在用药后数小时或数天后发生，如窦性心动过速、心律失常、传导阻滞、ST段下移；慢性毒性反应在数月或数年后出现，以扩张型心肌病为主要表现，如心动过速、心律失常、呼吸困难、心脏扩大	蒽环类化疗药致心脏毒性作用最为突出，其他还有顺铂、环磷酰胺、博来霉素、长春碱类等	化疗前后及化疗期间注意监测心率、心律及血压，必要时监测心电图、心脏生化指标

续表

不良反应	临床表现	代表药	处理
肺毒性反应	间质性肺炎和肺纤维化。症状为干咳、呼吸困难、疲乏不适等，重则气紧、发绀	博来霉素、白消安、甲氨蝶呤、环磷酰胺、阿糖胞苷等	对于化疗药的肺毒性，目前尚缺乏肯定有效的治疗手段。对已出现者，立即停药，予以对症处理
神经系统毒性反应	感觉异常、感觉障碍、神经反射减弱或消失、肌无力、肠麻痹、尿潴留、嗜睡、谵妄、视觉障碍、面瘫等	长春新碱、甲氨蝶呤、环磷酰胺、阿糖胞苷、顺铂等	B族维生素对症治疗及中医中药治疗，预防重度神经毒性病变的发生
血管外渗（漏）性皮肤损伤	局部疼痛、肿胀、静脉炎，重则皮肤出现水疱、溃疡，皮下组织坏死，甚至出现功能障碍	以长春碱类及蒽环类化疗药等最为严重（坏死性）；其次为顺铂、环磷酰胺、足叶乙苷、米托蒽醌等（炎症性）	及时发现，及时处理：停止输注化疗药，保留通道，抽出残留药液，以生理盐水冲洗，局部予以冷敷或冰敷12小时，必要时予以封闭治疗；严密观察
其他	口腔炎、脱发、色素沉着、过敏反应、性功能障碍、致癌等		指导病人使用相应的漱口液；脱发严重者可以佩戴假发，做好心理护理，化疗结束后可以恢复

第三节　慢性白血病病人的护理

【概　述】

慢性白血病（chronic leukemia）是一类起病较隐匿、病程进展缓慢的造血干细胞恶性克隆性血液系统疾病。其临床表现以贫血、白细胞升高、淋巴结肿大及肝、脾肿大为主要特征。自然病程较急性白血病长。根据细胞类型分为：慢性髓系白血病、慢性淋巴细胞白血病、慢性粒-单核细胞白血病、幼淋巴细胞白血病及毛细胞白血病等，其中以前两种最为常见。

慢性髓系白血病（chronic myelogenous leukemia，CML），简称慢粒，是一种骨髓多能造血干细胞的体细胞突变而导致的，以髓系显著增生为主要表现的恶性骨髓克隆性疾病。其特征为9号染色体和22号染色体发生易位，产生Ph染色体，形成*BCR-ABL*融合基因。在我国，CML较多见，约占全部白血病的20%。发病年龄以30~40岁居多，中位发病年龄53岁，男性多于女性，一旦病人进入加速期至急变期后，大多几周至几月死亡。

慢性淋巴细胞白血病（chronic lymphocytic leukemia，CLL），简称慢淋，是一种慢性单克隆性B细胞增殖性疾病，近似成熟的淋巴细胞快速复制增殖使其在血液、淋巴结、肝、脾以及骨髓大量蓄积而引起正常造血功能衰竭。其特征是骨髓、血液及淋巴组织中产生大量、成熟的淋巴细胞。本病进展缓慢，多发生于老年病人，中位发病年龄65岁。欧美国家发病率较高，约占全部白血病病人的25%。男女发病比例约为（1.5~2）∶1，老年人及女性预后相对较好，中位生存期一般为35~63个月，也有的病人生存时间长达10年。

【病　因】

病因目前不明，但某些诱因可能与慢性白血病的发生有关：①病毒。②放射线。③化学物质。④遗传和先天易感性。有研究表明暴露于高剂量的电离辐射是增加CML发病率的危险因素。

【诊断要点】

1.临床表现

（1）CML。约30%的病人因偶然查血发现白细胞增高而就诊（白细胞计数＞25×10^9/L），或出现左上腹包块、腹胀可伴有乏力、多汗、体重减轻，部分病人有胸骨中下段压痛等体征。少数病人出现类似甲状腺功能亢进、痛风性关节炎、尿崩、耳鸣等症状。白细胞计数＞200×10^9/L时，有白细胞淤滞症发生的可能。脾中度至重度肿大，质地较硬，肝轻度肿大。

（2）CLL。约25%的病人无症状，早期仅表现为周围血淋巴细胞增高，多在体检中查血才发现（B细胞绝对值≥5×10^9/L），80%的病人就诊时有无痛性淋巴结肿大，50%病人有轻到中度脾肿大，可伴有贫血、乏力、多汗、食欲下降、体重减轻等非特异性症状。后期出现淋巴结、肝、脾肿大，血小板减少是CLL病人就诊的主要原因。病程中易有反复发热及感染。50%病人可有瘙痒、荨麻疹、丘疹、皮肤结节、红皮病等改变。

2. 辅助检查 CML和CLL常用的辅助检查见表4-5。

表4-5 CML和CLL常用的辅助检查

项目	CML	CLL
血象	白细胞计数$>25\times10^9$/L，可达$1\,000\times10^9$/L；各阶段粒细胞显著增多，原始及早幼粒细胞<10%	白细胞计数$>15\times10^9$/L；淋巴细胞比例≥50%，B细胞绝对值$\geq5\times10^9$/L
骨髓象	骨髓增生极度活跃，以粒、中晚幼、杆状核粒细胞为主，原始细胞<10%，嗜酸性、嗜碱性粒细胞增多，红系减少	骨髓增生活跃，以成熟淋巴细胞为主（≥40%），可见少量原始、幼稚淋巴细胞
染色体和基因	90%以上Ph染色体和（或）BCR-ABL融合基因阳性	50%染色体异常，以12、14号染色异常多见
细胞免疫学	慢性期无价值，急变期参见具体急变类型免疫表型	表面细胞具有单克隆性特征，95%为B细胞型，50%~70%病人血清γ球蛋白降低，5%病人血清出现单克隆免疫球蛋白
生化	血清及尿中的尿酸增高，血清乳酸脱氢酶增高	20%抗人球蛋白试验阳性 8%出现AIHA（自身免疫性溶血性贫血）

3. 鉴别诊断

（1）CML应注意与类白血病反应、骨髓纤维化及其他脾肿大疾病相鉴别，上述各病均有各自原发病的临床特征，行染色体检查和基因检测是鉴别诊断CML的主要依据。

（2）CLL应与套细胞淋巴瘤、淋巴结核及其他来源于B细胞的淋巴增殖性疾病、幼淋巴细胞白血病等相鉴别，外周血B细胞$\geq5\times10^9$/L持续3个月（至少2次/月）以上可诊断为CLL。

4. 临床分期

（1）CML按病程发展分为三个阶段。①慢性期（CP）：一般持续3~4年，病人出现低热、乏力、多汗、体重减轻等非特异性表现，白细胞升高主要以中性中幼、晚幼、杆状核粒细胞为主，外周血或骨髓中原始细胞<10%，90%病人Ph染色体和（或）BCR-ABL融合基因阳性。②加速期（AP）：长短不一，在慢性期

的症状进行性加重的基础上出现贫血、出血、骨痛、脾肿大,治疗效果不佳。外周血或骨髓中原始细胞占10%~19%,外周血嗜碱性粒细胞≥20%,血小板计数<100×10⁹/L或>1 000×10⁹/L。③急变期(BP):症状、体征进一步恶化,骨髓中原始细胞比例≥20%;出现骨髓外浸润;骨髓活检出现原始细胞聚集,符合任意一项即可确诊急变期。临床表现与急性白血病相似,治疗反应差、不易缓解、死亡率高,生存期多不到1年。

（2）CLL可采用 Binet分期法。A期：血液和骨髓淋巴细胞增多,受累淋巴区域少于3组。B期：血液和骨髓淋巴细胞增多,受累淋巴区域达3组或更多。C期：在B期的基础上伴发贫血或血小板减少。

【治疗要点】

1.CML　治疗目的是争取治愈、延长慢性期、改善症状。

（1）传统治疗。①化疗:马利兰(白消安)和羟基脲口服为CML初始治疗的基础药物;阿糖胞苷+高三尖杉酯碱在加速期和急变期可选用。②干扰素治疗:可使部分病人达到细胞遗传学缓解,无条件使用伊马替尼者可使用。

（2）分子靶向治疗。①伊马替尼（格列卫）：为第一代酪氨酸激酶抑制剂,是CML治疗的首选药物。②达沙替尼和尼洛替尼：为第二代酪氨酸激酶抑制剂,适用于对伊马替尼不耐受和（或）耐药的病人。

（3）联合用药。可采用干扰素、小剂量阿糖胞苷、高三尖杉酯碱、伊马替尼等联合治疗,是治疗CML的趋势。

（4）异基因造血干细胞移植（allo-HSCT）。异基因造血干细胞移植是目前被普遍认可的根治性标准治疗。异基因造血干细胞移植应在CML慢性期待血象及体征控制后尽早进行。

（5）放疗和脾切除。脾显著增大、脾痛,侵蚀到胃肠道,药物治疗无效时,脾照射可短期获益。脾切除价值有限,如血小板减少的病人药物治疗效果不理想可行脾切除。

2. CLL　治疗原则是观察随访,根据临床症状及骨髓象、分期等确定治疗时机。

（1）传统治疗。①烷化剂：口服苯丁酸氮芥最常见,也常与环磷酰胺、长春新碱等联合使用,增强效果。②嘌呤类似物：氟达拉滨,临床常用

FC方案（氟达拉滨+环磷酰胺）联合化疗。③利妥昔单抗免疫治疗：与氟达拉滨和环磷酰胺联合使用，能延长CLL病人中位生存期。

（2）异基因造血干细胞移植。主要用于年轻病人，但CLL病人多为老年人，异基因造血干细胞移植应用较少。

（3）脾切除及放疗。适用于巨脾/伴脾功能亢进者。

【主要护理问题】

1.预感性悲哀　与担心疾病恶性程度及预后有关。

2.体温异常　体温过高，与抵抗力下降、合并感染或本病进展有关。

3.舒适的改变　与骨痛、脾肿大、脾栓塞引起的疼痛、肿大淋巴结造成压迫等因素有关。

4.活动无耐力　与贫血、组织缺氧有关。

5.潜在并发症　脾破裂，与巨脾有关。

6.低效型呼吸形态　与肺部感染或肿大淋巴结压迫有关。

7.知识缺乏　缺乏与疾病相关的知识。

8.照顾者角色困难　与疾病致家庭意见冲突及经济条件等有关。

【护理措施】

1.病情观察

（1）监测生命体征特别是体温及血压变化，听取病人主诉，发热时，要询问病人有无伴随症状如畏寒、寒战，有无咽痛及肛周不适等症状，体温为38.5℃及以上时可予以温水擦浴或冰块物理降温，及时有效执行医嘱，并观察降温效果；血压降低时，要密切观察病人神志变化，保证输液通畅，保证治疗有效进行，观察尿量，防治休克。

（2）定期监测血象变化，以便了解病情的发展及药物治疗的效果，随时调整药物剂量，及时处理危急值。

2.脾肿大的护理　脾肿大病人每日测量脾脏大小及质地，听取主诉。脾逐步增大是CML的特征，特别是加速期和急变期易形成巨脾导致压迫症状，出现左腹胀痛、饱胀感、压迫感等。病人腹胀、腹痛时，遵医嘱使用镇痛药物，指导病人调整至舒适体位，可坐位或左侧卧位，减少活动。饮食避免干硬、辛辣，易以流质、软食为主，少食多餐，避免因进食、进饮过多加重饱胀感。改变体位时动作易缓慢，避免剧烈回头、弯腰等以免导致脾破裂。

3.白细胞淤滞症的护理　当外周血白细胞急剧增多（≥200×10⁹/L）时可发生白细胞淤滞症。病人出现呼吸急促、意识障碍、排尿障碍，男性病人可出现阴茎异常勃起等临床表现，可并发颅内出血、肺栓塞、脑栓塞、呼吸窘迫综合征等急症。护理中要多与病人交流，及早发现病人语言、行为异常处，抽血时有无采血困难（常遇到有回血但抽不出来），听取有无视物模糊、排尿困难等主诉，及时通知医生并处理。指导病人多饮水，卧床休息，遵医嘱输注阿糖胞苷、高三尖杉酯碱或口服羟基脲等药物降低白细胞，配合血液成分治疗，分离多余白细胞；同时，大量输液及利尿可能导致电解质紊乱，应关注生化指标，防止低钾或高钾血症发生。

4.急变期的护理　见第四章第二节"急性白血病病人的护理"。

5.药物护理

（1）向病人讲解药物副作用及有关的注意事项。如酪氨酸激酶抑制剂应餐中服用，常见的副作用有粒细胞和血小板减少，水肿，故在使用期间要检测血象变化；阿糖胞苷、羟基脲可引起骨髓抑制，因此需定期复查血象；干扰素的副作用有发热、恶心、纳差及肝功能异常，注射前半小时监测体温和口服消炎痛（吲哚美辛）预防发热，定期检测肝功能变化；环磷酰胺可引起出血性膀胱炎和脱发，应指导病人多饮水，保证饮水量至少3 000 ml/d，密切观察小便颜色的变化，监测小便常规；氟达拉滨静脉输注要求为氟达拉滨50 mg+生理盐水100 ml，30分钟内输完，严防药物渗漏，常见的副作用是骨髓抑制、神经毒性、消化道反应等。

（2）对症处理化疗不良反应。如输注利妥昔单抗可能出现过敏，故输注前半小时要使用抗过敏药物，输注过程中速度要慢，一般500 mg药物加入500 ml溶液中输注时间应大于6小时。

6.饮食护理　给予高蛋白质、高维生素、高热量、营养丰富、易消化的饮食。注意饮食卫生，忌生冷及刺激性食物，防止发生肠道感染。化疗期间鼓励病人多饮水，每日3 000 ml以上，并遵医嘱给予别嘌醇及小苏打口服，以碱化、水化尿液，防止化疗期间细胞破坏过多引起的尿酸性肾病。血小板减少时，应指导病人进少渣的软食，禁辛辣、生硬、刺激性食物，以防止口腔黏膜擦伤引起出血。

7.健康指导

（1）对慢性白血病病人，让其家属和病人都了解疾病的过程，使病人主动做好自我护理，延长慢性期。

（2）休息与活动指导。指导病人保持积极的心态，可适当参加社交活动及身体锻炼，但应避免劳累，建立良好的生活方式，注意劳逸结合。自我感觉不适时，以卧床休息为主，坚持室内运动及床上锻炼。

（3）就诊指导。遵医嘱按时服药，定期门诊复查，调整药物维持剂量；如出现发热、出血、肿块、脾肿大等不适时及时就诊。

【前沿进展】

护士参与的随访对慢性白血病病人的意义

随着慢性白血病早期诊断和早期治疗的深入发展，慢性白血病病人的5年生存率不断提高，可获得随访的人数持续上升，有关慢性白血病随访的重要性和存在的问题也日益显现出来。护士通过电话随访、门诊随访及网络随访等各种途径的随访方式指导病人日常生活及后续治疗中需要关注的问题是当代护理工作的重要内容之一。在循证医学深入发展的今天，还需要大规模前瞻性对照研究来证实加强随访的益处。

【知识拓展】

研究人员开发了 CML 治疗的新方法

自从21世纪初酪氨酸激酶抑制剂（TKI）问世以来，CML治疗取得了举世瞩目的疗效。2001年第一代TKI（伊马替尼）顺利通过FDA审批成为CML一线治疗药物，从此CML治疗进入分子靶向治疗时代。长期的临床研究证明伊马替尼的疗效能随着治疗时间的延长而改善，使得病人的总体生存率显著提高，TKI作为一线药物使CML的病人10年生存率达85%，也无年龄、合适供者等限制，已取代异基因造血干细胞移植成为首选方案。随着伊马替尼的广泛应用，部分病人出现了耐药现象。分析耐药后病人*BCR-ABL*结构改变，科学家设计出了结构更合理、更有效的第二、三代TKI。尼罗替尼、达沙替尼临床试验显示出对伊马替尼耐药病人有一定的疗效。目前尼罗替尼、达沙替尼已经在国内上市，更新的第四代TKI正在研究中，其不良反应更少，疗效更好，可使病人达到血液学和细胞遗传学缓解，延长生存期，保持长期的无病生存。更新的分子靶向药物也在不停地研究中，有望为CML病人带来更好的临床疗效。

第五章

浆细胞病病人的护理

第一节 概 述

浆细胞病（plasma cell neoplasm）系来源于B细胞的单克隆浆细胞增殖，并伴有合成和分泌过量结构完全均一的单克隆免疫球蛋白或其多肽链亚单位（轻链/重链）的一组疾病。由于单克隆浆细胞的异常增殖导致正常的多克隆浆细胞受到抑制，正常多克隆免疫球蛋白的合成及分泌减少。血清中或尿中出现过量的单克隆免疫球蛋白或其轻链/重链片段为其临床特征。主要有以下类型：①骨髓瘤，包括多发性骨髓瘤、孤立性浆细胞瘤。②POEMS综合征。③重链病。④原发性系统性轻链型淀粉样变性。⑤意义未明的单克隆丙种球蛋白血症。本章将重点介绍多发性骨髓瘤及其护理问题。

第二节 多发性骨髓瘤病人的护理

【概 述】

多发性骨髓瘤（multiple myeloma，MM）是血液系统第二大恶性肿瘤，是骨髓内浆细胞克隆性增生的恶性肿瘤。MM约占所有恶性肿瘤的1%，血液系统恶性肿瘤的10%，在欧美国家已成为仅次于非霍奇金淋巴瘤的第二大常见血液系统恶性肿瘤。我国的发病率约为十万分之一，发病年龄大多数为50~60岁，MM确诊的中位年龄是69岁，其中有四分之三的病人在确诊时年龄已经超过55岁，30岁以后发病率和死亡率均随年龄呈指数式上升，男女之比约为3∶2。随着更多新药的临床应用、有效治疗措施的出现以及支持治疗的不断进步，中位生存期由3年增加至6年。

【病　因】

目前尚未明确MM的病因。研究发现可能与免疫系统功能降低、特殊的职业、暴露于某些化学物质和放射线有关。但绝大多数病例并没有明确的相关性，发生MM的病人并没有明显的危险因素。MM的发生可能是多种因素共同作用的结果。一个家族中两个以上的成员发生MM的现象并不常见。

【诊断要点】

1.临床表现

（1）骨骼病变。90%以上的MM病人有骨骼破坏，60%可出现病理性骨折，严重病人可合并截瘫，80%伴有骨痛。骨骼破坏可以出现在任何部位，最常见的依次为脊柱（49%）、颅骨（35%）、骨盆（34%）、肋骨（33%）、肱骨（22%）、股骨（13%）和下颌骨（10%）。

（2）高钙血症。发生率约为15%，由骨质破坏所致，表现为呕吐、乏力，严重者可有意识模糊等症状。

（3）感染。由于M蛋白大量产生而使正常免疫球蛋白合成受抑制造成免疫缺陷，病人易发生呼吸道及尿路感染，且较顽固而不易控制，是MM病人最主要的死因。病人也可发生病毒感染，病毒感染以带状疱疹常见。

（4）高黏滞综合征。表现为头晕、视力障碍、耳鸣、手足麻木、肾功能不全，严重者发生昏迷。

（5）贫血。肿瘤细胞浸润骨髓是导致贫血的主要原因，通常为单纯的正常细胞正色素性贫血，部分病人合并全血细胞减少。

（6）肾脏损害。可作为首发表现之一。表现为蛋白尿、管型尿，甚至肾功能衰竭。半数可进展为肾功能衰竭，是MM的第二大死因。

（7）其他。病人如果有淀粉样变性则表现为舌体肥大，腮腺肿大，肝、脾肿大以及外周神经病变等，晚期部分病人有出血倾向。

2.辅助检查

（1）血象。呈正常细胞正色素性贫血，血红蛋白多在70~100 g/L。红细胞沉降率（简称血沉）显著增快，晚期有全血细胞减少。

（2）单克隆免疫球蛋白的测量。血清蛋白电泳中的80%可有单克隆免疫球蛋白所形成的尖峰或条带（M蛋白）。

（3）骨髓象。骨髓活检及免疫组化，骨髓单克隆浆细胞比例≥10%和（或）病理活检发现有浆细胞瘤。

（4）影像学检查。X线、MRI或PET/CT，特征表现为穿凿样骨质破坏。

（5）生化检查：血清钙、尿酸、胆固醇、尿素氮及肌酐可增高。

（6）尿液检查。24小时尿蛋白定量、尿蛋白电泳检查，约半数尿中可出现单克隆轻链，即本周蛋白尿。免疫固定电泳可确定M蛋白的具体类型。

3.诊断标准

（1）有症状MM的诊断标准。①血清和（或）尿中有单克隆M蛋白。②骨髓单克隆浆细胞比例≥10%和（或）病理活检发现有浆细胞瘤。③骨髓瘤相关器官或组织受损。

（2）无终末器官损害的MM（冒烟型骨髓瘤）的诊断标准。①血清单克隆M蛋白≥30 g/L。②骨髓单克隆浆细胞比例≥10%。③无相关器官和组织受损（包括溶骨改变）。

【治疗要点】

1.冒烟型骨髓瘤 除进行临床试验者外，一般不建议化疗。

2.有症状骨髓瘤

（1）诱导治疗。①适合造血干细胞移植的病人：硼替佐米+环磷酰胺+地塞米松（VCD）或者沙利度胺+阿霉素+地塞米松（TAD）以及长春新碱+阿霉素+地塞米松（VAD）等方案诱导治疗3~4个疗程，达到部分缓解及更好效果者，行造血干细胞动员。②不适合造血干细胞移植的病人：除以上方案外还可选美法仑+泼尼松+硼替佐米（VMP）或者美法仑+泼尼松（MP）

等方案治疗。

（2）自体造血干细胞移植。自体造血干细胞移植是具有正常肾功能的年轻病人（<65岁）、无器质性的心肺疾病、肝功能正常等病人的标准治疗。

（3）巩固治疗。诱导治疗或自体造血干细胞移植获得最大疗效后在原方案的基础上巩固治疗2~4个疗程。

（4）维持治疗。未进行自体造血干细胞移植的病人在达到最佳疗效后到达平台期再进行维持治疗，行自体造血干细胞移植的病人则在移植后血象恢复正常后进行。可选用来那度胺或沙利度胺单独使用或者与硼替佐米等联合使用。

（5）骨髓瘤骨病的治疗。主要针对恶性肿瘤和骨病本身。包括对骨髓瘤的化疗和（或）自体造血干细胞移植，局部放疗以控制疼痛，处理可能发生的骨折和孤立性浆细胞瘤；脊柱椎体骨折后的椎体成形术；抑制骨骼重吸收和破骨细胞活性的二膦酸盐制剂治疗。

（6）其他治疗。如免疫治疗、干扰素治疗、控制感染；对高钙血症及高尿酸血症病人应给予水化治疗，碱化尿液，利尿；有症状的氮质血症病人应做血液透析；贫血病人可使用红细胞生成素，严重贫血者可输注红细胞悬液；高黏滞综合征病人可考虑行血浆置换术等辅助治疗。

【主要护理问题】

1.疼痛　与MM细胞侵犯骨骼和骨膜有关。

2.活动无耐力　与贫血有关。

3.组织完整性受损　与血小板减少引起出血倾向有关。

4.排尿异常　与肾功能损害有关。

5.有受伤的危险　与骨质破坏、骨质疏松引起病理性骨折有关。

6.感染的危险　与机体免疫防御能力下降有关。

7.皮肤完整性受损的危险　与长期卧床局部皮肤受压过久引起褥疮有关。

【护理措施】

1.病情观察

（1）严密观察骨痛的部位、性质、程度，多位于身体负重处，如腰骶部、下背部。准确、全面的疼痛评估应从病人的主诉、生理、行为方面综合评估。

（2）若病人出现食欲不振、厌食、恶心、呕吐及多尿，则提示高钙血症的可能，应遵医嘱及时处理。

（3）观察有无贫血及出血的表现，如面色苍白，活动后心悸、气促，皮肤黏膜可见瘀点，牙龈出血，视物模糊，等。

（4）密切观察生命体征的变化，注意观察有无发热、咳嗽等症状，密切观察极易发生在口腔、肛周、皮肤等部位的感染征象，反复感染是骨髓抑制的晚期征象，可导致病人免疫力降低。

（5）定期监测肾功能的变化，准确记录24小时出入量，观察病人有无水肿，每天监测体重，注意监测尿常规。

2.休息与活动

（1）根据贫血程度制订日常休息活动的计划：卧床休息时，应注意加强床旁基础护理，保持舒适功能卧位。①轻度贫血病人可参加正常工作，但应避免中、重度体力劳动。②中度贫血病人应该有计划地适量活动。③重度贫血病人以卧床休息为主，保持情绪稳定，护士协助做部分生活护理。④极重度贫血病人应绝对卧床休息，必要时给予吸氧，遵医嘱输入红细胞悬液，护士做好生活护理，减少探视的人数和次数，使病人得到充分的休息。

（2）平日应睡硬板床加海绵垫，因为硬板床能使病人的身体保持平直，以免骨组织受到损伤；海绵垫使支持体重的面积宽而均匀，作用于病人身体上的反作用力分布在一个较大的面积上，从而降低骨隆突部皮肤所受的压力，病人感觉柔软、舒适，还可延长翻身的间隔时间。

（3）不做剧烈活动和扭腰、转体等动作。翻动病人时，要轻、稳、准、协调、用力均衡，避免推、拖、拉、拽，并注意上、下身保持在同一平面上，防止骨骼扭曲现象，以免摩擦、磨破病人的皮肤及引起翻身所致病理性骨折，使体位摆正处于功能位置。

（4）病人避免长时间站立、久坐或固定一个姿势，防止骨骼因负重发生变形。适度活动，以促进肢体血液循环。外出活动时，护士也要告知病人和家属注意，病人在起床和下地活动时动作轻柔缓慢一些，应由家人陪同以防跌伤，地面应设有防滑标志，防止滑倒。

3.饮食指导　给予病人清淡、易消化的食物，避免油腻、辛辣、刺激性强的食物，饮食应高热量、高维生素、高蛋白质，与病人家属共同制订食谱，可变换食物的品种以增进食欲，并注意饮食卫生，切忌暴饮暴食，应少食多餐，禁食冷饮、冷食，戒除烟酒，不饮浓茶、咖啡等，多摄取富含膳食纤维食物，保持大便通畅，预防便秘。高尿酸血症病人需限制嘌呤的摄入，不能食用动物内脏、海鲜类、豆类等高嘌呤食物，鼓励病人多饮水，以促进尿酸排出。高钙血症病人也应多饮水，使每日尿量在2 000 ml 以上，需限制高钙食物摄入，如奶及奶制品、海带、虾、芝麻酱等。病人适当地注意营养是必要的，但没有必要过分强调营养，要注意均衡饮食。

4.用药护理　重点介绍二膦酸盐和硼替佐米给药时的护理。

（1）二膦酸盐输注的护理。静脉使用该类药物时应该严格掌握输注速度，缓慢输入。同时，帕米膦酸二钠和唑来膦酸有引起颌骨坏死的风险，因此，使用二膦酸盐类药物治疗前应进行口腔检查，慎行口腔侵袭性操作。

（2）硼替佐米皮下注射的护理。由于硼替佐米静脉给药具有较明显的周围神经毒性，同时存在病人对静脉通道的耐受性较差等问题。皮下注射操作方便，可避免反复或长期留置静脉通道，减少治疗费用，病人痛感小，提高了病人对治疗的耐受性。研究表明，皮下注射硼替佐米具有不低于传统静脉给药方式的治疗效果，同时具有更低的周围神经毒性发生率。①基本要求：硼替佐米价格昂贵，护士操作中应严格执行无菌操作及"三查八对"制度，且最好由经过专业培训、对该药的给药方法非常熟悉的高年资护士负责，以做到准确给药和避免浪费。②药液配制：注意保护环境及自身防护。具体配置方法，以万珂（注射用硼替佐米，规格为3.5 mg/瓶）为例，用0.9%生理盐水1.4 ml溶解万珂，配制好的溶液浓度为2.5 mg/ml，用一次性1 ml注射器抽取药液，保证剂量精确，配制好的药液应立即使用。③注射部位：常选腹部（脐周5 cm以外）进行皮下注射，在同一个疗程内应避免在同一部位注射，应在左、右两侧交替注射。④注射后观察：硼替佐米并不导致组织损伤，通常病人对皮下给药耐受良好，注射部位无红、肿、硬结。但首次注射后24小时内，部分病人会出现注射部位周围红斑，病人自诉无瘙痒及疼痛不适，通常一周内可自行消退。

5.骨痛的护理

（1）运用同情心认同和理解病人对疼痛的反应，也可以运用语言或非语言的交流形式，比如听音乐、看书、聊天等分散病人注意力，淡化病人疼痛意识，用倾听、抚摸、安慰等方式使病人情绪稳定。

（2）减少疼痛刺激，取舒适卧位，防止因姿势不当造成肌肉、韧带或关节牵扯而引起疼痛。

（3）采取减轻疼痛的方法：①皮肤刺激法：如按摩、冷疗、热疗、针灸等。②情境处理法：包括松弛技巧、呼吸控制法、音乐疗法、自我暗示法、注意力分散法、引导想象法。③药物止痛治疗：遵医嘱使用合适的止痛药及给药途径，了解止痛药的有效剂量及使用时间，预防副作用，给药后严密观察止痛效果。

6.活动障碍的护理

（1）帮助病人在可以活动的限度内进行活动，鼓励行走，防止骨骼进一步脱钙，可提供拐杖、手杖、靠背架等。

（2）嘱病人活动时注意安全，有家属或医护人员陪同，防止摔伤。

（3）瘫痪卧床病人应严密观察肢体受压情况，应每1~2小时协助变换体位并给予病人每日2次按摩下肢及屈伸等被动性活动，防止四肢萎缩。

（4）受压部位皮肤给予温热毛巾按摩或理疗，保持床单清洁干燥，勤翻身，建立翻身记录卡，实施床旁交接班，加强营养，提高抵抗力，防止褥疮发生。

7.预防感染

（1）指导病人养成良好的个人卫生习惯，加强口腔护理，保持皮肤清洁，女性病人注意会阴部卫生，防止泌尿道感染，注意用物清洁。

（2）休养环境保持整洁，空气流通，定时消毒。

（3）注意保暖，防止受凉感冒；少去公共场合，避免交叉感染。

（4）合理使用抗生素，做护理操作时严格遵守无菌原则。

（5）骨髓受抑制严重时，应考虑保护性隔离，限制探视，以防交叉感染。

（6）监测体温的变化，每日测体温4~6次，以及早发现感染征象。

8.健康教育

（1）根据病人的年龄、文化程度、心理承受能力向病人及家属介绍本病的基本知识，鼓励病人正视疾病，坚持治疗。

（2）指导病人通过情绪宣泄、精神放松、局部热敷等方法来增加舒适感，以缓解疼痛及精神紧张。

（3）帮助病人制订合理的活动计划，如打太极拳、散步等，避免剧烈运动。

（4）让病人及家属了解多饮水的好处，鼓励病人多饮水，保持小便通畅。

（5）指导病人睡硬板床，长期卧床者定时翻身。

（6）养成良好的生活习惯以及保持良好的个人卫生习惯，防止感染。

（7）定期复诊，坚持按医嘱服药，不擅自停药或减药，如有不适随时就诊。

【前沿进展】

治疗 MM 的新型免疫调节剂——泊马度胺

泊马度胺（pomalidomide）是美国Celgene制药公司开发的新型免疫调节制剂，是第三代免疫调节剂，是一种高效、不良反应较小、耐受性良好的新型口服药物，FDA于 2013 年2月8日批准用于既往接受过至少2种药物（包括来那度胺和硼替佐米）且最近治疗进行中或治疗完成60天内疾病进展的MM病人。泊马度胺是在沙利度胺的化学结构基础上加以修饰合成，相对药理作用更强、毒性较小。与第一、二代免疫调节剂相比，泊马度胺具有更强的抗血管新生、抗肿瘤、抗炎症反应和抗骨髓瘤作用。

【知识拓展】

卡非佐米可用于 MM 病人的治疗

卡非佐米（carfilzomib，CFZ）是第二代不可逆蛋白酶体抑制剂，是微生物自然产物的结构类似物，为四肽蛋白酶体抑制剂，选择性不可逆结合到20S 蛋白酶体的苏氨酸活性位点的N–末端，蛋白质水解的核心颗粒26S蛋白酶体。FDA于2012年7月通过批准卡非佐米上市，用于先前接受包括硼替佐米及免疫调节剂治疗，并在近期治疗完成的60天内出现疾病进展的MM病人。卡非佐米单药或与其他药物联合治疗具有较强的抗MM作用，毒性作用小，尤其外周神经病变发生率较低，病人耐受性好，安全性更高。

第六章
淋巴瘤病人的护理

【概　述】

淋巴瘤（lymphoma）是起源于淋巴结或结外淋巴组织的恶性肿瘤。临床特点为无痛性、进行性淋巴结或其他淋巴组织肿大，可伴发热、盗汗、消瘦、皮肤瘙痒等。在我国男性发病率明显高于女性，以20~40岁多见。组织病理学上淋巴瘤分成霍奇金淋巴瘤（Hodgkin lymphoma，HL）和非霍奇金淋巴瘤（non-Hodgkin lymphoma，NHL）两大类。

【病　因】

淋巴瘤的病因尚不明确，可能与病毒感染（EB病毒、人类嗜T细胞病毒Ⅰ型）、免疫功能障碍、特殊的染色体异常有关。

【诊断要点】

1.临床表现

（1）最常见症状为浅表淋巴结肿大，多见于颈、腋下及腹股沟。

（2）结外器官受累表现，如胸腔积液、心包积液、腹水、肠梗阻、腹痛、黄疸、肝肿大、脾肿大、皮疹等。

（3）全身症状，如发热、盗汗、消瘦等。

2.辅助检查　淋巴结活检为本病确诊的依据。可发现特征性的Reed-Sternberg细胞。

3.临床分期　明确临床分期，有助于制订合理的治疗方案及判断预后，淋巴瘤常分为四期，各期又分"A"组（无全身症状）和"B"组（有发热、盗汗、体重减轻等全身症状）。淋巴瘤的临床分期见表6-1。

表6-1　淋巴瘤的临床分期

分期	特征
Ⅰ期	病变仅涉及一个淋巴结区（Ⅰ）或一个结外的器官或部位（ⅠE）
Ⅱ期	膈肌一侧的两个或多个淋巴结区（Ⅱ）或一个淋巴结区伴一个结外器官或组织的局部受侵犯（ⅡE）
Ⅲ期	膈肌两侧的淋巴结区（Ⅲ）或伴一个结外器官或组织的局部受侵犯（ⅢE），或脾脏受侵犯（ⅢS），或两者都受侵犯（ⅢES）
Ⅳ期	一个或多个结外器官（如骨髓、肝、肺、胸膜、胃肠道、皮肤等）广泛性或播散性受侵犯

【治疗要点】

1.化学治疗多采用联合化疗。霍奇金淋巴瘤常用ABVD方案，非霍奇金淋巴瘤常用R-CHOP方案，具体化疗方案见表6-2。

表6-2　淋巴瘤的常用化疗方案

淋巴瘤类型	方案名称	药名	剂量	用法	时间
霍奇金淋巴瘤	ABVD	阿霉素	$25\ mg/m^2$	静脉推注	第1天、15天
		博来霉素	$10\ mg/m^2$	静脉推注	第1天、15天
		长春碱	$6\ mg/m^2$	静脉推注	第1天、15天
		氮烯咪胺（达卡巴嗪）	$375\ mg/m^2$	静脉推注	第1天、15天
非霍奇金淋巴瘤	R-CHOP	利妥昔单抗	$375\ mg/m^2$	静脉滴注	第1天
		环磷酰胺	$750\ mg/m^2$	静脉滴注	第2天
		长春新碱	$1.4\ mg/m^2$	静脉推注	第2天
		阿霉素	$50\ mg/m^2$	静脉滴注	第2天
		泼尼松	$100\ mg/d$	口服	第2~6天

2. 放射治疗 常用于 I ~ ⅡA 期淋巴瘤病人的治疗。

3. 手术治疗 常用于淋巴瘤的诊断及淋巴瘤局部病变的治疗。

4. 生物治疗 常用抗B细胞单克隆抗体与α干扰素。

5. 造血干细胞移植 自体造血干细胞移植作为强化治疗，能进一步提高病人的长期生存率。对于高危病人或复发及难治的病人则作为一种拯救性治疗方法。

【主要护理问题】

1.体温过高 与机体抵抗力下降合并感染有关。

2.营养失调 低于机体需要量，与放、化疗致恶心、呕吐、纳差等有关。

3.舒适的改变 与结外器官或组织受侵犯及放、化疗有关。

4.活动无耐力 与贫血、组织缺氧有关。

5.组织完整性受损的危险 与皮肤瘙痒及放、化疗有关。

6.有感染的危险 与放、化疗有关。

7.低效型呼吸形态 与淋巴结肿大压迫有关。

8.知识缺乏 缺乏与疾病相关的知识。

9.预感性悲哀 与担心疾病恶性程度及预后有关。

10.照顾者角色困难 与疾病致家庭意见冲突及经济条件等有关。

【护理措施】

1.病情观察

（1）监测体温变化，发热时，观察病人有无畏寒、咽痛、咳嗽等伴随症状，酌情予以温水擦浴或冰块物理降温，必要时遵医嘱予以药物降温，观察降温效果，及时更换汗湿的衣服及床单，并鼓励病人饮水及进食。

（2）观察病人营养状况、活动情况、排便情况等。

（3）观察淋巴结肿大的部位、程度及相应器官的压迫症状，如心累、气紧、腹痛等，及时报告医生，及时处理。

（4）密切观察放、化疗的不良反应，及时报告医生，予以处理。

（5）观察病人情绪变化，了解其社会支持情况。

2. 淋巴结活检术的护理

（1）术前。予以解释，消除顾虑。

（2）术后。观察伤口出血及疼痛情况，及时更换敷料，必要时遵医嘱给予止痛药。

3. 放疗期间的护理

（1）治疗前清洁皮肤，去除皮肤上的油脂及覆盖物；病人应着宽松棉质内衣。

（2）放疗期间给予清洁、易消化饮食，病人应少食多餐。

（3）放疗不良反应的护理。具体护理内容见表6–3。

表 6–3　放疗不良反应的护理

	表现	处理
全身反应	全身乏力、头昏、厌食、恶心、呕吐	指导病人在照射前1小时勿进食，照射后静卧半小时；多饮水，每日2 000~3 000 ml；必要时给予止吐剂
骨髓抑制	白细胞、红细胞、血小板减少	每周查血象2~3次，及时遵医嘱处理
皮肤反应	Ⅰ度：皮肤红斑、烧灼感、刺痒感、脱屑	注意保护皮肤，避免接触酒精、肥皂，避免日光直接照射；局部可涂抹婴儿护肤品或用新鲜芦荟破开后外敷；皮肤有脱屑时不可用手撕剥
	Ⅱ度：皮肤充血、水肿、水疱形成并有渗出物	保持局部清洁，预防感染，充分暴露
	Ⅲ度：溃疡形成或坏死，难愈合	定时换药（可用去腐生肌的新型敷料），预防感染

4.化疗期间的护理

（1）指导病人多休息，以减少消耗。

（2）鼓励病人进食，保证营养摄入。食物以清淡、易消化、无刺激为宜。多饮水，每日2 000~3 000 ml。必要时给予静脉营养支持。

（3）病房保持整洁，空气流通。每日进行空气消毒，减少陪伴探视人员，谢绝患有感冒的人员探视。

（4）加强皮肤、口鼻及会阴部的清洁，便后坐浴。

（5）指导病人监测体温，及早发现感染征兆。

（6）遵医嘱监测血象及肝肾功能变化。

（7）严密观察病人皮肤黏膜有无出血表现。指导病人避免外伤，穿刺后延长按压时间至不出血为止。

（8）化疗前，病人在知情前提下签署化疗同意书。使用静脉化疗时，护士责任心要强，选择好合适的静脉及方式如留置针穿刺或经外周置入中心静脉导管（PICC）等，化疗过程中加强巡视，并做好病人的相关教育，尽可能避免药物渗漏到皮下，特别是长春碱类及蒽环类强刺激性化疗药。一旦发生渗漏，应及时恰当处理。

（9）经外周置入中心静脉导管的护理。护理内容详见第十章第五节"经外周置入中心静脉导管的护理"。

5. 利妥昔单抗使用的护理。利妥昔单抗在2~8℃冰箱保存，使用时应现配现用，严禁剧烈晃动，输注速度宜先慢后快。使用时尤其是首次使用时应严密观察病人不良反应，可表现为发热、寒战、恶心、荨麻疹或皮疹、呼吸困难、舌或喉头水肿、暂时性低血压、心律失常、关节痛等。用药前遵医嘱给予异丙嗪、地塞米松等抗过敏药物，必要时安置心电监护及低流量吸氧，严密监测生命体征变化。输注过程中如发生不良反应，暂停输注，立即通知医生，配合处理。

6. 健康教育

（1）休息与活动指导。放、化疗期间，指导病人多休息，以减少消耗；放、化疗后康复期，指导病人保持积极的心态，可适当参加社交活动及身体锻炼，但应避免劳累；自我感觉不适时，以卧床休息为主，坚持室内运动及床上锻炼，防止发生肌肉萎缩及下肢静脉血栓。

（2）饮食指导。由于发热及放、化疗等因素，导致病人消耗大、纳差，应指导病人注意饮食的合理搭配及营养均衡。其营养原则为高热量、高蛋白质、高维生素，避免刺激性食物，多饮水。

（3）就诊指导。遵医嘱按时服药，定期复查，按时到医院化疗；如出现发热、出血、肿块等不适时及时就诊。

【前沿进展】

PET 检查在淋巴瘤病人中的作用

PET检查，以及PET和CT联合检查（PET/CT）已成为淋巴瘤病人初始分期及治疗结束时疗效评估的重要手段。

【知识拓展】

EB 病毒名称的由来

EB病毒（epstein-barr virus，EBV），又称人类疱疹病毒4（Human herpes virus 4，HHV-4）。Epstein和Barr于1964年首次成功地将非洲burkitt淋巴瘤患儿淋巴瘤细胞通过体外悬浮培养而建株，并在建株细胞涂片中用电镜观察到疱疹病毒颗粒，这种病毒被命名为EB病毒。

第七章
噬血细胞综合征病人的护理

【概　述】

噬血细胞综合征（hemophagocytic syndrome，HPS），是由不同原因导致的以过度炎症反应为特征的一组疾病。HPS分为原发性（家族性或遗传性）和继发性（反应性或获得性）。原发性HPS发病率估计为1.2/100万，性别分布无差异，继发性HPS发病率尚无确切流行病学资料，但普遍估计高于原发性HPS，常见因素为感染、肿瘤和自身免疫病，其他因素包括药物及代谢性疾病。

【病因和发病机制】

HPS核心发病机制为细胞毒性T细胞（CTL细胞）和NK细胞功能缺陷，导致淋巴细胞及组织细胞持续活化，产生大量炎性细胞因子，失控的高炎症反应状态引起全身各脏器不同程度损伤及功能障碍。

1.原发性HPS　基因缺陷所致遗传性免疫调节障碍，多为常染色体隐性遗传，绝大多数病人为2岁以内发病，极少数病人可延迟至成年发病，可有阳性家族史，部分病人来自近亲通婚家庭。

2.继发性HPS　多为成年起病，亦可发生于任何年龄，常见背景疾病为感染、肿瘤和自身免疫病，也有蚊虫叮咬、接种麻疹疫苗、服用苯妥英钠诱发本病的报道。

（1）感染相关HPS。由各种感染诱发，如病毒（EB病毒、巨细胞病毒、人类疱疹病毒、水痘-带状疱疹病毒、腺病毒、流感病毒、人类免疫缺陷病毒、细小病毒、麻疹病毒等）、细菌（肠杆菌、链球菌、葡萄球菌、分枝杆菌）、真菌（念珠菌、组织胞浆菌、隐球菌）、原虫（利什曼原虫、巴贝虫）及其他（如立克次体），其中以疱疹病毒属，尤其是EB病毒最为常见。

（2）肿瘤相关HPS。为成人HPS的主要类型，其中以淋巴瘤最为常见，尤其是T细胞或NK细胞来源的淋巴瘤/白血病，也可见于急性淋巴细胞白血病、急性髓系白血病、纵隔生殖细胞瘤，罕见于其他类型的实体瘤。HPS可作为肿瘤的首发表现，也可以在肿瘤发展过程中，甚至放、化疗中发生。推测可能由肿瘤分泌的细胞因子诱发HPS，也可能由于肿瘤本身或放、化疗所致机体免疫受损状态诱发HPS。

（3）免疫相关HPS。又称巨噬细胞活化综合征（macrophage activation syndrome，MAS），是HPS在自身免疫病中的特殊表现形式，多见于系统性幼年型类风湿关节炎，还可见于成人Still病、系统性红斑狼疮、抗磷脂综合征、系统性硬化等。其特征为心脏损害较重、凝血功能障碍、铁蛋白明显升高，但起病时血细胞减少不明显，因此国际组织细胞协会（International Histiocyte Society）专门针对MAS修订了诊断标准以适应其较为特殊的表现形式。

【诊断要点】

1.临床表现

（1）原发性HPS。症状多样，早期多为发热，肝、脾肿大，有的有皮疹、淋巴结肿大和神经症状。发热持续，亦可自行退热；肝、脾肿大明显，且呈进行性；皮疹无特征性，常为一过性，往往出皮疹时伴高热；约有一半病人有淋巴结肿大，有的有巨大淋巴结。中枢神经系统的症状一般在病程晚期出现，但也可发生在早期，表现为兴奋性增高、前囟饱胀、颈强直、肌张力增强或降低、抽搐等。肺部的症状多为肺部淋巴细胞及巨噬细胞浸润所致，但难与感染鉴别。

（2）继发性HPS。①感染相关HPS：除有HPS的共同表现（如前所述）外，还有感染的证据。骨髓检查有淋巴组织细胞增生，并有吞噬红细胞、血小板和有核细胞现象。②肿瘤相关HPS：在急性淋巴细胞白血病相关的HPS中，在治疗前或治疗中可能合并有感染或没有感染伴发的HPS。除急性淋巴细胞白血病外，纵隔精原细胞瘤也常发生继发性HPS。淋巴瘤相关HPS中，淋巴瘤常为亚临床型，没有淋巴瘤的表现，故往往误诊为感染相关HPS，特别容易误诊为EB病毒相关性淋巴瘤。

2.辅助检查

（1）血象。全血细胞减少，影响外周血三系中的两系及以上。血红蛋白<90 g/L（不足4周的婴儿<100 g/L）、血小板计数$<100 \times 10^9$/L、中性粒细胞$<1.0 \times 10^9$/L。

（2）骨髓象可见噬血细胞增多，以及脑脊液的异常。

（3）生化检查。甘油三酯、铁蛋白可升高，纤维蛋白原降低。空腹甘油三酯$\geqslant 3.0$ mmol/L（265 mg/dl），铁蛋白$\geqslant 500$ μg/L，纤维蛋白原$\leqslant 1.5$ g/L。

3.诊断标准　国际组织细胞协会于1991年颁布了HPS诊断标准，并于2004年进行了修订，若符合下列（1）或（2）之一则可确诊为HPS。

（1）分子生物学检查符合HPS。

（2）具备以下8项中任意5项。①发热。②脾肿大。③血细胞减少，影响外周血三系中的两系及以上：血红蛋白<90 g/L（不足4周的婴儿<100 g/L）、血小板计数$<100 \times 10^9$/L、中性粒细胞$<1.0 \times 10^9$/L。④高甘油三酯血症和/或低纤维蛋白原血症：空腹甘油三酯$\geqslant 3.0$ mmol/L（265 mg/dl）、纤维蛋白原$\leqslant 1.5$ g/L。⑤在骨髓、脾或淋巴结内见噬血细胞增多。⑥NK细胞活性减低或缺如。⑦铁蛋白$\geqslant 500$ μg/L。⑧可溶性CD25（可溶性IL-2受体）$\geqslant 2 400$ U/ml。

【治疗要点】

1.病因治疗　主要针对继发性HPS，应积极治疗原发的自身免疫病。

2.免疫抑制治疗和化疗 对于严重的HPS，需要免疫抑制剂和细胞毒药物联合运用，有神经系统异常的病人行腰椎穿刺术鞘内注射治疗。

3.造血干细胞移植 对于存在基因缺陷的原发性HPS，造血干细胞移植可纠正基因缺陷，是目前唯一能获得治愈的治疗方法。

4.支持治疗 包括使用广谱抗生素、纠正凝血功能障碍、营养支持等。

5.其他治疗 有报道显示抗胸腺细胞球蛋白联合泼尼松诱导缓解率高于HLH-2004方案，但其早期复发率较高。也有报道使用氟达拉滨、克拉屈滨等免疫抑制剂，或抗CD25抗体达珠单抗（daclizumab）、抗肿瘤坏死因子抗体英夫利昔单抗（infliximab）、抗CD52抗体阿仑珠单抗（alemtuzumab）等抗细胞因子抗体在部分复发、难治性HPS病人中有效。

【主要护理问题】

1.体温过高 与机体抵抗力下降合并感染有关。

2.有损伤的危险 与出血、血小板减少有关。

3.营养失调 低于机体需要量，与长期的高热导致机体大量消耗，食欲减退及化疗致恶心、呕吐有关。

4.活动无耐力 与贫血、组织缺氧有关。

5.有组织完整性受损的危险 与皮肤瘙痒及化疗有关。

6.预感性悲哀 与担心疾病恶性程度及预后有关。

7.潜在并发症 感染。

【护理措施】

1.病情观察

（1）注重病人生命体征的监测，观察病人生命体征的变化并准确记录。

（2）密切观察病人有无出血表现，如瘀点或瘀斑、口腔血疱、鼻腔出血、血尿、黑便、月经量增多等。尤其注意有无颅内出血的表现，如头痛、烦躁不安或嗜睡、喷射状呕吐、两侧瞳孔大小不等、对光反射迟钝等。

（3）密切关注实验室检查结果，如血象、凝血常规、肝肾功能等化验检查，及时掌握病人病情的变化。

2.饮食护理

（1）给予高热量、高蛋白质、低脂肪、易消化的软食或流食，少食多餐，多食新鲜蔬菜、水果，避免生冷硬及辛辣的食物。

（2）化疗期间鼓励病人多饮水，每日2 000~3 000 ml。

（3）化疗期间应给予清洁、合乎口味的饮食，注意食物的色、香、味，鼓励病人进食。

（4）血小板减少时，应指导病人进食少渣的软食，忌辛辣、坚硬、刺激性食物，以防止口腔黏膜损伤引起出血。

3.预防感染

（1）每天开窗通风2次，每次不少于30分钟，以保持病房的空气新鲜；紫外线消毒每天1次，以保持室内空气的洁净；维持环境清洁，避免或减少探视。病人定时洗澡更衣及更换床上被褥，保持皮肤清洁，戴口罩预防呼吸道感染。

（2）化疗期间做好保护性隔离，预防医院感染。

（3）严格执行无菌操作、减少人员流动；如中性粒细胞$<0.5 \times 10^9$/L时，应使用层流床或层流病房行保护性隔离，以有效预防或减少感染的发生。

4.心理护理　因HPS病情重、治疗难度较大、治疗过程长、花费大，会给病人及家属带来较大的心理压力。因此做好病人及家属的心理护理对促进疾病恢复、保证治疗和护理工作的有序进行有重要意义。

5.发热的护理

（1）对于发热的病人，要注意补充足量的水分。如体温超过39℃，可给予物理降温或遵医嘱给予退热药物。退热时病人常常大量出汗，应及时擦拭以减少汗液对皮肤的刺激，并适当经口或静脉补充水分。

（2）监测体温变化，每日测体温4~6次，以及早发现感染征象。

6.出血的护理　出血也是HPS常见症状。常表现为皮下瘀点、瘀斑以及口腔出血、鼻出血、黑便等。指导病人卧床休息，多饮水，预防便秘，避免剧烈活动。如有出血症状应及时对症处理，以减轻出血症状，必要时可以给予血小板生成素或静脉输注血小板等。

7.化疗药物使用的护理

（1）化疗前病人在知情前提下签署化疗同意书。使用静脉化疗时，护士责任心要强，选择好合适的静脉及方式如留置针穿刺和经外周置入中心静脉导管等，化疗过程中加强巡视，并做好病人的相关教育。

（2）在化疗过程中应注意避免药物外渗，按时足量使用止吐药物以减轻胃肠道反应。化疗药物外渗会导致组织坏死和血栓性静脉炎，使用前应先输注生理盐水，确保输液通道通畅有回血、局部无红肿和疼痛后方可使用。

（3）指导病人多休息，以减少消耗。

8.药物护理

（1）大剂量激素使用的护理。本病在治疗过程中会使用大剂量激素调节免疫，在使用激素的过程中要注意观察激素副作用，如高血压、高血糖、骨质疏松、感染、满月脸、向心性肥胖等，并向病人做出指导。指导病人遵医嘱按时、按量服用激素，不允许随意停药、减药、漏服等，以避免肾上腺危象的发生。

（2）环孢素A使用的护理。如需口服环孢素A，应指导病人饭后服用以减轻胃肠道反应。另应向病人介绍相关不良反应，以免不良反应发生时会增加病人心理负担。

9.肝、脾肿大的护理　为保护肿大的肝、脾，应保持床单位整洁无渣屑。指导病人避免剧烈活动，活动时亦应避免硬物碰撞。

【前沿进展】

原发性 HPS 的亚型及相关的基因缺陷

目前已知的原发性HPS的亚型及相关的基因缺陷见表7-1。这些基因缺陷都将导致CTL细胞和/或NK细胞功能障碍。但目前仍有20%~50%的原发性HPS病人基因缺陷未知，尚有待进一步明确。

表 7-1　原发性 HPS 的亚型及相关的基因缺陷

疾病亚型	基因	定位
FHLH1	未知	9q21.3-q22
FHLH2	PRF1	10q21-q22
FHLH3	MUNC13D	17q25
FHLH4	STX11	6q24
FHLH5	STXBP2	19p13.3-p13.2
GHS	LYST	1q42.1-q42.2
GS-2	RAB27A	15q21
XLP1	SH2D1A（SAP）	Xq25
XLP2	BIRC4（XIAP）	Xq25

【知识拓展】

原发性 HPS 的发现及认识过程

　　原发性HPS最早报道于1952年，当时被称为家族性噬血细胞性网状细胞增生症。获得性HPS最早报道于1979年，发生于一组接受了实体器官移植并长期使用免疫抑制剂的病人。1983年有关HPS的第一篇综述发表时，可供总结的病例仅100多例。1999年在部分病人中发现穿孔素基因突变，第一次从分子层面揭示了本病的发生机制。随着细胞生物学、分子生物学、遗传学等基础科学的发展，近年来本病在病因、发病机制、病理生理方面取得了重要进展，相应的治疗方案被设计出来，使得大部分病人能够得到有效的治疗，极大地改善了预后。

第八章

骨髓增生异常综合征病人的护理

【概　述】

骨髓增生异常综合征（myelodysplastic syndrome，MDS）是一种来源于造血干细胞的异质性髓系克隆性疾病。骨髓异常病态造血及无效造血导致外周血一系或多系血细胞发育异常，同时可伴有原始细胞增多。部分病人在病程中可能由于感染、出血或者其他原因死亡，晚期可进展为造血功能衰竭或者转化为白血病。特征为慢性血细胞减少（贫血、中性粒细胞减少、血小板减少）伴细胞成熟异常。因此，MDS病人可能发生症状性贫血、感染和出血，往往还可能进展为难治的急性髓系白血病。

【病　因】

1.环境因素引发的MDS　持续工作、生活在特定的环境、接触工业化学物质及一些特殊致病物质，毒性物质通过口鼻黏膜、皮肤黏膜、肌肉等途径侵入机体，继而损伤脏器和组织，侵入骨髓，引发血液的生化异常，久而久之，即患此病。

2.肿瘤放、化疗导致的MDS　部分肿瘤性疾病病人接受放、化疗后出现的MDS，常见于生存期相对长的肿瘤病人，如乳腺癌、霍奇金淋巴瘤、卵巢癌和睾丸癌病人。肿瘤疾病经过一定周期治疗后达到缓解，还须持续强化治疗。治疗缓解几个月到几年，一部分病人出现贫血、血小板和中性粒细胞减少的症状，经过系统检查，最终诊断为MDS。

3.其他疾病伴发或转变的MDS　临床上常见再生障碍性贫血、类风湿关节炎及白塞病等疾病病人治疗过程中疾病伴发或转变为MDS，且部分病例很快转化为急性白血病。

4.原因不明的MDS　多数起病隐袭，以男性中老年多见。MDS的发病率随着年龄的增长而增加。

MDS从流行病学上看。随着我国人口的老龄化发展，环境污染、大气污染的加重及肿瘤病人临床疗效的提高和生存期的延长，MDS的发病率呈逐渐升高趋势，在生活当中尽量远离有可能导致MDS的诱因，改善工作条件、工作环境，加强保健意识，服药时注意是否对骨髓有抑制作用，对预防MDS的发病有指导性作用。

【发病机制】

MDS病变累及髓系祖细胞或造血干细胞，由于以上病因或目前暂时不明的因素使造血干细胞受损而形成的异常克隆造血干细胞，导致病态造血，血细胞无效生成，而出现一系或多系血细胞减少及血细胞形态异常。病人骨髓微环境改变，如基质纤维化、网硬蛋白增多、水肿、血管周围纤维化与炎症反应以及未成熟前体细胞在骨髓中增多及位置异常等。

【诊断要点】

1.临床表现　绝大多数起病缓慢，早期以贫血表现为主，后期可有出血和反复感染。面色苍白最为多见，部分病人有皮肤黏膜出血，肝、脾肿大，淋巴结肿大少见，少数病人有轻度骨痛和四肢关节疼痛。

2.辅助检查

（1）血象。常见一系或多系血细胞减少，比如贫血、血小板减少或中性粒细胞、单核细胞减少，或全血细胞减少，可见病态造血的形态学异常。

（2）骨髓象。骨髓增生活跃或明显活跃，少数低下，骨髓涂片至少有两系血细胞呈病态造血，骨髓活检可见幼稚前体细胞异常定位及骨髓网硬蛋白增多改变。

（3）细胞遗传学、染色体检查。可以发现异常的染色体，常见的有 5q⁻、20q⁻、–Y、7号染色体异常等。

3. 诊断标准

依据MDS最新诊断标准，满足2条必要条件及至少1条主要标准，可以确诊为MDS，对于满足2条必要条件而不满足主要标准，但病人具备MDS典型临床表现，如输血依赖性大细胞性贫血的病人，满足2~3条辅助标准，也可以暂定为MDS，定期随访。

（1）必要条件（两者必须满足）。持续一系或多系血细胞（红细胞、粒细胞、血小板）减少至少4个月（若存在原始细胞增多及MDS相关的细胞遗传学异常，可以直接诊断，无须4个月）；排除其他可以导致血细胞减少或者发育异常的血液病或者其他疾病。

（2）主要标准（至少满足1条）。一系或多系骨髓细胞（红系、粒系、巨核系）发育异常≥10%；环形铁粒幼细胞占有核红细胞比例≥15%或≥5%伴*SF3B1*突变；骨髓涂片显示骨髓原始细胞占5%~19%或者外周血涂片原始细胞占2%~19%（无急性白血病特异性基因重排存在）；典型染色体异常。

（3）辅助标准。骨髓病理或（和）免疫组化结果支持MDS诊断，如幼稚前体细胞异常定位、CD34⁺原始细胞成簇分布和发育异常的微小巨核细胞≥10%（免疫组化方法）；骨髓细胞免疫表型存在多个MDS相关异常，支持单克隆髓系或红系细胞；分子生物学方法发现骨髓细胞存在MDS相关突变，支持克隆性造血。

【治疗要点】

多数MDS病人通常不需要立即治疗，当出现以下情况时需立即治疗：①症状性贫血。②症状性血小板减少，例如反复出血。③重度中性粒细胞减少的情况下反复感染，此时中性粒细胞绝对计数$<0.5 \times 10^9$/L。对MDS的治疗以支持治疗和姑息治疗为主，除异基因造血干细胞移植外尚无有效的根治措施，但病人的移植相关病死率较高，仅主张年轻高危病人选用。

1. 支持治疗

（1）输血。80%以上的病人需要长期红细胞输注；血小板低，有出血症状时，需输注血小板。

（2）去铁治疗。输血治疗虽然可以改善部分病人症状，但长期输血可导致铁过载，使红细胞生成受阻，病人生存期缩短，去铁治疗可以有效降低血清铁蛋白水平以及器官中的铁含量，病人应用铁螯合剂可以降低肝和心脏的铁含量以及血清铁蛋白水平。

（3）粒细胞-巨噬细胞集落刺激因子或粒细胞集落刺激因子。用于中性粒细胞缺乏病人。

（4）红细胞生成素。输血依赖的相对低危组可采用红细胞生成素±粒细胞集落刺激因子。

2.免疫抑制治疗

（1）抗胸腺细胞球蛋白和环孢素A是常用的免疫抑制药物。

（2）来那度胺。通过激活T细胞以及NK细胞来增强细胞免疫以及抑制炎性因子和促红系分化等起到治疗作用。

3.去甲基化药物

（1）DNA甲基转移酶抑制剂。通过对DNA甲基转移酶灭活作用从而产生抗肿瘤效果，其代表性药物地西他滨和阿扎胞苷是高危MDS的标准疗法。

（2）Guadecitabine（SGI-110）是第二代去甲基化药物，临床试验显示耐受性良好，安全有效，为第一代去甲基化药物治疗失败后的一种新的选择。

（3）组蛋白去乙酰化酶抑制剂。苯丁酸钠、丙戊酸、伏立诺他和曲古菌素A通过抑制组蛋白与DNA间相互作用，使染色质的结构松弛。

4.化疗　有系统评价显示，应用地西他滨、阿柔比星、阿糖胞苷和粒细胞集落刺激因子（DCAG）方案总缓解率、总生存率均较高，疗效优于传统CAG方案或单药方案。

5. 造血干细胞移植（HSCT）　对于高危MDS的病人，HSCT仍是可能治愈的唯一选择。但随着年龄增加，造血干细胞移植相关并发症也有所增加，对病人进行严格筛查以确定移植的时机与适应证至关重要。

【主要护理问题】

1.活动无耐力　与血红蛋白水平低有关。

2.组织完整性受损　与血小板减少导致皮肤黏膜、内脏出血有关。

3.有感染的危险　与粒细胞减少、免疫力下降有关。

4.体温过高　与感染有关。

5.营养失调　与化疗后纳差有关

6.恐惧或焦虑　与MDS预后差或久治不愈有关。

7.知识缺乏　缺乏疾病相关的知识。

【护理措施】

1.一般护理　嘱病人坚持服药，了解各种药的不良反应及注意事项，出现不良症状及时就医。观察病人的阳性体征及自觉症状，如面色苍白、头晕、耳鸣眼花，常与贫血的严重程度相关。头痛往往是颅内出血的先兆，应严密观察生命体征，是否伴有恶心、呕吐及神志的改变，及时报告医生加以处理。观察病人大小便颜色、性状，女性病人应观察其月经来潮情况。同时还应观察皮肤、口腔、肛门等处是否有潜在感染灶。

2.饮食护理

（1）给予高热量、高维生素、高蛋白质、清淡、易消化的流质或半流质食物，多进食清洗干净去皮后的新鲜水果，避免进食刺激性强的辛辣食物、油炸等较硬的食物以及过冷过热的食物。

（2）有消化道出血者应暂禁食或给予流质、温凉、少渣软食。

（3）血小板低下伴有便秘者，给予芹菜、韭菜等富含膳食纤维的蔬菜，必要时遵医嘱给予通便药物，如开塞露等，避免便秘，以免诱发颅内出血。

（4）化疗期间给予清淡、易消化饮食，少量多餐，每天饮水2 000 ml以上。

（5）评估病人营养状况以及饮食需要，制订合理的膳食计划。

（6）为了防止感染加重病情，饮食方面应该禁食剩饭、剩菜或不干净的食物，养成饭后漱口的习惯。

3.生活护理

（1）预防感染的护理：病人因抵抗力较差，应做好个人防护，避免受凉或与感冒者接触，保持病房清洁，定时通风。限制探视，防止交叉感染，白细胞<2.5×10^9/L时，嘱病人及家属戴口罩。女性病人月经期应注意会阴部清洁卫生，勤换内衣、内裤，便后用温水清洁肛周，便后及睡前用聚维酮

碘稀释液坐浴，保持肛周皮肤的清洁及干燥。由于病人中性粒细胞减少且抵抗力低下，易发生口腔感染，进食前后用温开水或漱口液漱口。宜用软毛牙刷刷牙，以免损伤口腔黏膜引起出血和继发感染。监测体温变化，发热时及时通知医生，可予以物理降温，如冷敷或温水擦浴，发热期间多饮水，遵医嘱使用抗生素，同时指导病人做好咳嗽以及深呼吸练习，预防肺炎的发生。

　　（2）出血的护理。①应尽量避免搔抓、碰撞、挤压皮肤黏膜，指导病人穿宽松柔软的棉质衣裤，避免情绪激动，避免便秘。②尽量减少穿刺，若穿刺拔针后应延长按压止血时间（≥10分钟）。③鼻出血时可用浸有1%麻黄碱的棉球或去甲肾上腺素液棉球塞鼻，勿用手指挖鼻痂。④牙龈出血时，可用去甲肾上腺素液含漱，用软毛牙刷刷牙，勿用牙签剔牙。⑤眼底出血、颅内出血时须安静休息，避免情绪激动，保持大便通畅，加强生活护理。⑥有消化道出血的病人，应禁食，出血停止后给予冷、温流食，逐渐给予半流食、软食、普食。⑦严密观察有无出血情况，尤其要观察病人有无头痛、恶心、呕吐以及视物模糊等颅内出血征兆。

　　（3）保证充足的睡眠，提高睡眠质量，必要时给予药物帮助入睡。加强巡视，指导及鼓励病人行自我护理，做力所能及的事情，必要时协助病人洗漱、进食、沐浴等。血红蛋白<60 g/L的病人应以卧床休息为主，给予生活照顾，告知病人及家属需要变换体位时应采取适当防护措施，动作应轻柔缓慢，防止缺氧、缺血所致晕厥。指导病人短时间床上及床边活动，严防下地时突然跌倒或晕倒，尽量使用坐便器，避免发生体位性低血压。

　　4.用药护理

　　（1）造血生长因子治疗的护理。这类药物用药后可能会出现发热、乏力、倦怠、骨痛、肌肉痛、腹泻、注射部位反应、皮疹，嘱病人家属不要擅自应用解热镇痛药，必要时应通知医生停药或者应用必要的止痛药。

　　（2）输血时严格执行"三查八对"制度、无菌原则。输血和输液时均须控制滴速，以防止在原有贫血的基础上加重心脏负担，从而诱发心力衰竭。

　　（3）高热时用温水擦浴、鼓励病人多饮水等物理降温方法，如须用降温药物时，应遵医嘱用药，同时应避免使用影响造血功能的药物。

　　（4）化疗的护理。化疗药物对血管的刺激性大，极易引起静脉炎，应保护静脉，防止药液外渗，同时加强巡视，做好交接班，详见第四章"白血病病人的护理"相应内容。

（5）地西他滨使用者的护理。告知病人用药的目的和方法，用药后可能出现的不良反应及防治方法，以减轻病人心理压力，增加其治疗过程中的信心及勇气，使其积极配合治疗和护理。应该注意的是，注射用地西他滨（粉剂）贮存在25℃环境中；溶解后的地西他滨溶液会快速降解故应尽快使用，若溶解后暂不使用，应当贮存在2~8℃冰箱中，最多不超过7小时。尽量选择粗直且富有弹性的血管，最好是经外周置入中心静脉导管或者深静脉置管，用药期间经常巡视，观察有无渗液及漏液现象。输注结束后，用生理盐水冲管。地西他滨的不良反应包括感染、骨髓抑制、肝功能损害、胃肠道反应、皮疹及口腔溃疡等。

（6）阿扎胞苷使用者的护理。注射前充分混匀药液；大于4 ml的药液应当均等分至两支注射器中，注射至两个不同部位，每次注射时轮换注射部位（大腿、腹部或上臂）。新注射部位应当距离旧注射部位至少2.5 cm，不得注射至触痛、挫伤、发红或坚硬部位。

5.健康教育

（1）心理康复教育。目前普遍认为如实告诉病人病情，可以提高治疗效果。虽然病人在得知病情后要度过一个情绪低落、悲观失望时期，但在此期多关心、体贴病人，加上家庭、社会的支持，病人会逐渐走出阴影，并能较好的配合治疗。让病人对疾病有一个正确的认识，增强其康复信心。MDS与情绪密切相关，情绪乐观、精神愉快对防病具有积极意义。

（2）疾病知识教育。经综合治疗，仍有相当一部分病人转化为急性白血病，预后较差，根据病人的不同文化程度及接受能力，采用不同的方式进行疾病知识宣教，用通俗易懂的语言介绍 MDS的病因、发病后采取的自我保护措施和不及时治疗、不遵医嘱行为可导致的不良后果，让病人做到自我防护，以减少并发症的发生。

（3）生活指导。帮助病人建立良好的生活方式，有贫血、出血、发热等症状者化疗期间须卧床休息，恢复期可以适当活动，保证充足的睡眠，避免过于劳累。非特异性的预防有增强体质的作用，嘱病人可根据自己的体力进行适当的运动如散步、打太极拳，坚持锻炼可自我调节身体的失衡。

（4）出院指导。养成良好的生活习惯，按时起居，睡眠充足，劳逸结合，避免过于劳累。保持良好、平和的心理状态。不宜出入人群聚集的场所，少会客。讲究卫生，注意预防感染。有出血、发热、头痛等症状及时就医。按时服药，定期复查及回院化疗。

【前沿进展】

MDS病人感染的监测与预防

目前建议主要关注MDS病人的乙型肝炎病毒（HBV）、丙型肝炎病毒（HCV）、结核分枝杆菌、多药耐药（MDR）细菌以及真菌感染的防治。因为MDS的免疫缺陷主要与髓系细胞免疫功能紊乱有关，B细胞发育异常和免疫球蛋白产生缺陷并不是MDS的主要问题，重组人红细胞生成素能够增强血液病病人接种流感疫苗后的免疫反应，获得和健康人相似的血清滴度，推测MDS病人接种疫苗有良好的效果。因此建议MDS病人一旦确诊即应接种13价肺炎球菌多糖结合疫苗，2个月后可考虑接种23价肺炎球菌多糖结合疫苗，同时建议MDS病人及其家庭成员每年接种流感疫苗，为病人提供"保护圈"。

【知识拓展】

关于"来那度胺"

来那度胺是一种新型的免疫调节剂，是沙利度胺的 4-氨基-戊二酰基衍生物。2005 年获得FDA 批准上市，用于治疗多发性骨髓瘤和5q⁻MDS导致的输血性贫血。在来那度胺说明书中列出了一些比较重要的警告信息，包括：①可能导致人体出生缺陷。②可能存在血液学方面的毒性反应（如中性粒细胞减少症和血小板减少症）。③可能引起深部静脉血栓形成和肺动脉栓塞。由于来那度胺的化学结构与沙利度胺相似，而后者又是人们所熟悉的一种致畸药物，因此妊娠期女性服用来那度胺后也有可能导致胎儿出生缺陷，甚至死亡。准备用药的病人最好同时采取有效避孕措施来避孕。准备服用来那度胺的女性病人应在医生的指导下签署知情同意书，以表明自己已经知道在服用来那度胺时避孕的重要性。此外，所有有妊娠可能的女性病人在用药前还需进行2次妊娠测试（一次安排在给药前10~14天，另一次安排在给药前24小时之内），只有2次妊娠测试均为阴性结果者才能正式服用来那度胺。

第九章
妊娠合并血液病病人的护理

第一节　概　述

【概　述】

妊娠合并血液系统疾病可能对孕产妇健康和胎儿生长发育带来不良影响，重者甚至威胁母儿生命。对于这些高危孕产妇，加强妊娠期的保健与管理，把握恰当的治疗指征、治疗方法、治疗时机以及恰当的围产期管理是获得母儿良好预后的关键。处理该类病人时，需比普通血液系统疾病病人考虑更多的因素，其治疗、护理可能更复杂，因此，血液科护士有必要了解相关知识，以满足临床工作所需。

【病因和发病机制】

除与普通血液系统疾病存在相同的病因以外，妊娠合并血液系统疾病还可能与妊娠期血液系统的生理变化有关。

1.血容量增加导致血液稀释，虽然红细胞、血小板计数也有所增加，但其增幅较血容量小，因此，妊娠期红细胞计数、血小板计数和血红蛋白容量常下降。

2.白细胞增多，且以中性粒细胞增加为主，淋巴细胞增加较少，单核细胞无明显变化。

3.凝血因子Ⅱ、Ⅴ、Ⅶ、Ⅷ、Ⅸ、Ⅹ和纤维蛋白原增加，血液处于高凝状态，有助于预防产后出血；而同时，纤溶酶原激活物抑制物（PAI）Ⅰ和Ⅱ增高，使纤溶活性降低，因此，病人也易受到某些因素刺激发生弥散性血管内凝血或血栓性疾病。

【分　类】

较常见的妊娠合并血液系统疾病主要有三类：妊娠合并贫血、妊娠合并血小板减少症、妊娠合并弥散性血管内凝血。此外，偶可见妊娠合并血液系统恶性肿瘤，如白血病、淋巴瘤。

第二节　妊娠合并贫血病人的护理

【概　述】

妊娠合并血液系统疾病中，以贫血最多见，我国诊断标准为：红细胞计数$<3.5 \times 10^{12}$／L，血红蛋白<110 g／L，血细胞比容<0.33。贫血中以缺铁性贫血最多见，占95%；巨幼细胞贫血少见，占7%~8%；再生障碍性贫血更少见，占0.029%~0.08%，其可导致一系列并发症，如增加妊娠高血压、胎膜早破、产褥感染、胎儿生长受限、胎儿缺氧、羊水过少、死胎、死产、早产、新生儿窒息等的发病风险，严重危害母体、胎儿或新生儿的健康。

【病因和发病机制】

妊娠合并贫血的病因与普通贫血类似，但其发病机制具有妊娠相关特点。

1.妊娠合并缺铁性贫血（P-IDA）　①妊娠期铁需求量增加：妊娠期血容量增加，需增加铁650~750 mg，胎儿生长发育需250~350 mg，故妊娠期需增加铁1 000 mg左右。②妇女体内铁储备不足。③食物中铁摄入和吸收不足：妊娠中、后期铁的最大吸收率可达40%，仍不能满足需求，若不给予铁剂治疗，容易耗尽体内贮存铁造成贫血。④妊娠前及妊娠后的疾病，如慢性感染、寄生虫病、肝肾疾病、妊娠高血压、产前产后出血等，均可使铁的贮存、利用和代谢发生障碍，铁的需求增加或丢失过多。

2.妊娠合并巨幼细胞贫血（P-MA）　多由叶酸缺乏所致。①摄入量不足：食物中缺少新鲜蔬菜，过度烹煮或腌制食物导致叶酸丢失。②妊娠期需求量增加：正常妇女需叶酸50~100 μg/d，孕妇需300~400 μg/d。③排泄增多：肾血流量增加，叶酸从尿中排泄增多。

3.妊娠合并再生障碍性贫血（P–AA）　目前，妊娠与再生障碍性贫血的关系不明，尚不能认为妊娠是再生障碍性贫血的诱发因素，但妊娠与再生障碍性贫血同时存在将使病情变得更复杂，妊娠期血液系统的变化可加剧血红蛋白和血小板的降低，增加贫血和出血的风险。也有学者认为，妊娠期代谢异常、产生抑制骨髓造血的物质或母体与胎儿之间存在抗原–抗体关系可能导致骨髓造血功能障碍，但有待进一步研究。

【诊断要点】

1.临床表现　与普通贫血相似，但病情加重时可伴心力衰竭、高血压、胎儿发育不良/缺氧、流产、早产、死胎、产后出血、产褥感染等并发症。

2.辅助检查　与普通贫血类似，详见第二章"贫血病人的护理"。

3.诊断标准　按WHO的标准，孕妇外周血血红蛋白＜110 g /L及血细胞比容＜0.33即可诊断妊娠期贫血。根据外周血血红蛋白的水平分为轻度贫血（100~109 g /L）、中度贫血（70~99 g /L）、重度贫血（40~69 g /L）和极重度贫血（＜40 g /L）。若同时测得血清铁蛋白＜20 μg/L则属于P-IDA，各类型妊娠合并贫血的特异性诊断指标见第二章"贫血病人的护理"。

【治疗要点】

1.去除病因　治疗基础疾病，去除病因，避免偏食和不良烹饪习惯。

2.分类处理

（1）P-IDA。补充铁剂具有较好的疗效。一般均主张以口服给药为主，同时可服用维生素C促进铁吸收。注射用铁剂多用在妊娠后期重度缺铁性贫血或病人因严重胃肠道反应而不能接受口服给药者。妊娠早期，对注射用铁剂过敏，有急、慢性感染或慢性肝病病人不宜注射补铁。

（2）P-MA。加强孕期营养指导、补充叶酸、维生素B_{12}肌内注射。有神经系统症状者，单独用叶酸有可能使神经系统症状加重，应引起注意。

（3）P-AA。以支持治疗为主。加强休息、补充营养、间断吸氧、积极预防出血和感染；妊娠早期宜在病情控制下尽快终止妊娠，妊娠中、后期引产风险大于分娩风险，因此应积极支持治疗、严密监测，待胎儿成熟后分娩。用药方面，不宜使用抗胸腺细胞球蛋白／抗淋巴细胞球蛋白（ATG／ALG），可以使用环孢素A。

3.输血治疗　大多数缺铁性贫血的孕妇经补充铁剂以后临床症状及血象很快改善，不需要输血，对重度贫血的孕妇，需要输血时，宜采取小量、多次、慢速输新鲜血或者浓缩红细胞；P-AA病人还可酌情输浓缩血小板。

4.激素治疗　P-AA病人有明显出血倾向时，若考虑终止妊娠可适当使用少量激素控制症状。

5.预防分娩并发症　临产前最好将血红蛋白维持在90~100 g/L，临产后备血；酌情使用维生素K_1、维生素C等辅助止血；分娩中严格执行无菌操作，尽量阴道分娩，减少手术创伤，同时应缩短第二产程、减少出血；胎儿娩出后，应积极止血和抗感染。

【主要护理问题】

1.活动无耐力　与血红蛋白水平低导致组织缺氧，妊娠后子宫长大、负重增加有关。

2.营养失调　低于机体需要量，与铁、叶酸、维生素B_{12}不足有关。

3.有受伤的危险　与贫血导致乏力易跌倒、再生障碍性贫血导致血小板计数减少易出血有关。

4.有感染的危险　与营养不足、白细胞水平低导致免疫力低下有关。

5.口腔黏膜受损　与P-IDA引起的口角炎、舌炎有关。

6.焦虑和悲伤　与病情危重、担心自身与胎儿健康、死胎、流产等有关。

7.舒适度改变　与缺铁、缺维生素B_{12}等导致手足麻木、感觉异常等有关。

8.潜在并发症　贫血性心脏病、妊娠高血压、胎儿发育不良、早产、死胎、产褥感染、产后出血等。

【护理措施】

1.病情观察　产前检查时，应认真观察贫血的表现，如面色苍白、疲乏无力、头晕、耳鸣、心悸气短及观察甲床、口腔黏膜、眼结膜等体征。应定期行血红蛋白、血清铁蛋白及红细胞计数等贫血指标的检查，以便及时发现贫血的证据，并针对不同的病因进行治疗、护理。若患有严重血液系统疾病，如再生障碍性贫血，孕前诊断明确者不宜妊娠。

2.休息与活动　轻、中度贫血或血小板计数为（20~50）×10^9/L时应减少活动、适当休息，重、极重度贫血或血小板计数<20×10^9/L时应严格卧床休息。变换体位时，动作应缓慢，预防体位性低血压引起晕厥和跌伤。

3.饮食护理　鼓励病人多进食含铁、维生素C、维生素B_{12}和叶酸丰富的食物，如新鲜蔬菜、水果、动物肝脏、瘦肉等，避免偏食、挑食，详见第二章第二、四、五节。

4.症状护理

（1）心累、气紧等缺氧症状。提供安静的休息环境，保证病人睡眠充足，卧床休息，减少活动；嘱病人进食高热量、高维生素、高蛋白质、含铁丰富食物；遵医嘱给予氧气吸入。

（2）便秘。指导病人勿用力解便或长时间蹲位，以免出血、晕厥或影响胎盘稳定性，教会其环形轻揉腹部，嘱其多食新鲜蔬菜和水果，必要时遵医嘱给予通便药。

（3）发热。给予物理降温（如温水擦浴、冰袋降温），及时更换汗湿衣裤、床单、被套等，保持皮肤清洁干燥，鼓励病人多饮水，进食高热量、流质食物，必要时遵医嘱使用退热药和抗生素，抽血送检、培养。

5.潜在并发症护理　教会病人自计胎动次数，每天3次，每次数1小时，发现异常，如胎动频繁或减少，应及时报告医生。密切观察胎心音，出现异常，胎心音<120次/分或>160次/分，应及时处理。嘱病人卧床休息，取左侧卧位，以增加胎儿血氧供应。

6.用药护理　见第二章"贫血病人的护理"。

7.输血护理　妊娠合并贫血病人血红蛋白<70 g/L时建议输血,具体措施见第二章第四节。

8.心理护理　妊娠本身就是复杂和特殊的心理和生理过程,在此过程中有诸多因素形成了应激源,而孕妇若得知自己合并贫血及其可能产生的严重并发症后,焦虑、担忧、自责、抑郁等情绪会进一步放大,严重影响孕妇和胎儿的健康。因此,对妊娠合并贫血的病人应当特别注重心理护理。

9.终止妊娠前后的护理　必要时做好终止妊娠的护理准备,终止妊娠后做好产后护理,密切观察阴道或伤口出血情况,遵医嘱给予止血药、抗生素等。

10.健康教育　孕前积极治疗失血性疾病(如月经过多),孕期及时增加营养摄入,遵医嘱预防性补充铁剂(铁储备正常者每日补充30~60 mg,缺铁者每日补充120~140 mg)、叶酸等,定期产前检查,监测孕妇贫血、心功能和胎儿生长发育等情况;再生障碍性贫血病人尽量避免妊娠,如意外妊娠或妊娠后诊断出再生障碍性贫血,则应及时住院治疗;其余见第二章第二、四、五节。

【前沿进展】

延迟脐带结扎可以减少因铁缺乏引起的贫血

脐带结扎的最佳时机是一个很有争议的话题。儿科医师更关注其对新生儿Apgar评分、新生儿窒息的影响及远期预后,而产科医师更关注脐带结扎时间对产妇产时出血的风险影响等。2012年12月美国妇产科医师学会(ACOG)建议实施延迟脐带结扎。延迟脐带结扎是指在新生儿出生后30~60秒,或等待脐带搏动停止后再结扎脐带。延迟脐带结扎可以增加新生儿的血容量,新生儿出生1分钟后由胎盘转移到新生儿的血液约80 ml,3分钟后达到100 ml,通过延迟脐带结扎可使新生儿获得更多的血容量,那么额外的血液也就意味着更多的铁,因此延迟脐带结扎可以减少因铁缺乏引起的贫血。由于铁的缺乏会影响婴幼儿的生长发育,所以延迟脐带结扎显得更加有意义。

【知识拓展】

珠蛋白生成障碍性贫血与妊娠

珠蛋白生成障碍性贫血是一种单基因遗传的溶血性贫血,主要包括α-

珠蛋白生成障碍性贫血和β-珠蛋白生成障碍性贫血，在中国多见于华南、西南地区，其中最常见于广东、广西、云南等。珠蛋白生成障碍性贫血是遗传性疾病，α-珠蛋白生成障碍性贫血分为静止型、轻型、中间型和重型，而β-珠蛋白生成障碍性贫血则分为轻型、中间型和重型。静止型α-珠蛋白生成障碍性贫血或轻型珠蛋白生成障碍性贫血孕妇多数无明显不适，仅表现为轻度贫血，而中间型珠蛋白生成障碍性贫血孕妇随着妊娠期生理性血容量增加，会逐渐出现中重度贫血，需要输血治疗来纠正贫血和预防胎儿生长受限的发生。因此夫妻双方如果均为同型珠蛋白生成障碍性贫血基因携带者或病人，具有分娩重型珠蛋白生成障碍性贫血胎儿的风险，应进行胎儿珠蛋白生成障碍性贫血的产前诊断。珠蛋白生成障碍性贫血筛查的最基础指标是MCV。若MCV<80 fl，临床诊断轻型珠蛋白生成障碍性贫血筛查的敏感度、特异度分别为92.9%、83.9%。如果夫妻双方明确均是珠蛋白生成障碍性贫血，可在孕11~14周时进行绒毛穿刺、孕16~22周时进行羊膜腔穿刺，或孕20~30周时进行经皮脐血穿刺，明确胎儿有无重型珠蛋白生成障碍性贫血，以及预防这类患儿的出生。

第三节　妊娠合并血小板减少症病人的护理

【概　述】

妊娠合并血小板减少症（gestational thrombocytopenia，GT）是妊娠期最常见的出血性疾病，以凝血功能障碍、出血为特点，在孕妇中的发生率为5%~10%。其病因复杂多样，且由于孕妇代谢和免疫的特殊变化、孕妇用药的风险、胎儿和新生儿问题等，增加了其诊治和护理的难度。

【发病机制】

血小板减少症可由多种生理或病理机制引起，有些病因可增加母婴不良结局甚至严重并发症的风险，如先兆子痫（preeclampsia，PE）、溶血-肝酶升高-低血小板综合征（hemolysis，elevated liver enzymes，and low platelets syndrome，HELLP syndrome）、血栓性血小板减少性紫癜（thrombotic thrombocytopenic purpura，TTP）及骨髓增生异常综合征等，而有些则很少增加母婴风险，如GT、原发免疫性血小板减少症（ITP）。其中绝大多数（60%~80%）源于GT，其次为先兆子痫（15%~20%），而妊娠合并ITP和继发于自身免疫病的GT等较少见。

【诊断要点】

1.临床表现　与普通人群的血小板减少症表现类似（详见第三章第二、三、四节），同时伴有与相应病因有关的其他症状。

2.病史　详细的病史有助于病因诊断，包括妊娠前的血小板减少症病史和家族史、高血压、水肿、神经系统异常、甲状腺病史、用药史、营养状况、既往分娩情况等。

3.辅助检查　血象、网织红细胞计数、外周血涂片、肝肾功能、甲状腺功能、直接抗人球蛋白试验、凝血功能、狼疮抗凝物、抗 β_2-糖蛋白 I 抗体、抗心磷脂抗体、抗核抗体等血清学检查、感染筛查。另外，还可做免疫球蛋白定量检测、骨髓象和抗血小板抗体检测。

4.诊断标准　实验室检测，血小板计数 $< 100 \times 10^9$/L，而具体的病因类型则需根据病史、临床表现、辅助检查来确定。

【治疗要点】

1.GT　具有自限性，一般不需特殊处理。

2.妊娠合并ITP　大多数ITP孕妇没有症状，不会对孕妇及胎儿产生不良后果，不需要治疗，当出现以下情况时应考虑治疗：①出现典型出血症状。②血小板计数 $< 30 \times 10^9$/L。③分娩前或孕妇需要特殊操作前。妊娠期ITP的治疗与非妊娠ITP的治疗相似。

3.妊娠合并先兆子痫及溶血-肝酶升高-低血小板综合征　对于病情较重者，如三种降压药仍不能控制的严重高血压、进行性血小板减少、进行性的肝肾功能不全、肺水肿、胎儿情况恶化等，应提前终止妊娠以确保母婴生命安全。孕24~34周可给予糖皮质激素促胎肺成熟，尽量维持胎儿在孕32周后分娩。

4.妊娠合并TTP　与普通TTP类似，治疗主要以血浆置换术为主。

5.其他　如药物、病毒感染、骨髓疾病、营养缺乏等导致的血小板减少症。去除病因，对症处理。

【主要护理问题】

1.有出血的危险　与血小板计数低有关。

2.有感染的危险　与激素治疗有关。

3.焦虑、恐惧　与病情危重、担心自身和胎儿/新生儿健康有关。

4.潜在并发症　贫血、弥散性血管内凝血、肾功能衰竭、肺栓塞、流产、死亡、新生儿颅内出血等。

【护理措施】

1.病情观察　见第三章第二、三、四节。此外，还需密切监测病人的生命体征、凝血功能、有无阴道出血、胎动、胎心音、新生儿出血情况以及尿量、尿色、肝肾功能、有无水肿、高血压、抽搐、动/静脉栓塞等与不同病因有关的特异症状。

2.休息与活动　轻度GT孕妇可在家休息，减少工作量，避免磕碰，创造安静的环境，保证充足的睡眠，当血小板计数<50×10^9/L时减少活动，增加卧床休息时间；血小板计数<20×10^9/L时严格卧床休息。活动和变换体位时应缓慢，防止跌倒、碰撞、受伤。

3.饮食护理　应给予易消化的软食或半流质少渣饮食，以保证病人营养需求，禁食生冷硬、过于粗糙的食物，以免造成消化道出血。嘱病人进食优质蛋白质，多补充钙、铁及富含维生素的食物，避免食用硬壳类及腌制类食物，保持大便通畅，叮嘱病人大便时不可过于用力，以免引起颅内出血。若病人剧烈头痛、呕吐、视物模糊，甚至意识障碍，应立即予以吸氧，取平卧位，保持呼吸道通畅，并通知医生做好抢救工作，按医嘱给予止血和降低颅内压的药物。

4.预防出血　除上述"休息与活动"外，还应：①血小板减少症最易引起皮下出血，严重者可有呕血、便血甚至颅内出血，在血小板减少症病人的护理过程中最重要的就是预防病人出血。②严密监测病人生命体征的变化，观察病人出血部位、范围及变化过程，及时发现新的出血、重症出血及其先兆。③在护理操作过程中各项动作应轻柔，尽量减少穿刺次数，避免加重出血。④静脉穿刺扎止血带时不宜过紧、时间不宜过长，切勿用力拍打病人皮肤，尽量做到一针见血。⑤穿刺拔针后，按压时间相对延长，注意更换注射及穿刺部位，防止局部血肿形成。⑥搬动病人时动作应轻柔，以免发生碰撞造成皮下出血加重。⑦保持床单位的清洁平整，衣着应柔软宽松，定期为病人修剪指甲，并叮嘱病人切忌用手搔抓皮肤，以免引起出血。⑧病人刷牙时应用软毛牙刷，勿用牙签剔牙，防止牙龈损伤导致出血。

5.预防感染　保持环境的安静、清洁，每日定时通风两次，保持适宜的温度，每日用空气消毒机消毒30分钟，严格执行无菌操作，减少陪护和探视人员，注意饮食卫生，密切监测体温和局部有无感染征象，及时发现问题并通知医生。

6.心理护理　GT病因复杂、严重程度不同治疗方法各异，对于不同的病因和严重程度的病人，其心理护理各有侧重。

（1）GT具有自限性，护士应侧重告知病人不需治疗的原因，减轻其紧张、焦虑和不被重视感，并教会其自我健康监测和管理的方法，增强安全感。

（2）先兆子痫、妊娠期急性脂肪肝、溶血-肝酶升高-低血小板综合征、TTP/溶血性尿毒症综合征、系统性红斑狼疮等导致的GT多数病情凶险、治疗难度大且可能需要终止妊娠，对孕妇的心理打击重大，其焦虑、自责、抑郁等情绪会更严重，护士应侧重讲解治疗用药和终止妊娠的目的，告知其疾病并非由孕妇主观原因所致，指导家人体贴关心孕妇，增强自我接纳和被接纳感，减轻自责、抑郁情绪，防范自杀、自伤等风险，鼓励孕妇积极配合治疗。

（3）妊娠合并ITP虽多数不需治疗，但若血小板计数很低时可能出现紫癜甚至阴道出血，病人易产生焦虑、恐惧等心理，而激素治疗也可能对自身形象产生影响。因此，对于这类病人，护士应着重讲解自我监测方法和治疗就医指征，加强对病人家庭成员的指导，及时告知胎儿健康状况，帮助病人接受自身外形的改变，鼓励其坚持治疗。

7.加强胎儿监护　定期对病人进行产检，随时观察、监测胎儿情况。护士要积极给予病人指导，教会其监测胎动，并定时进行胎心监护，如发现胎动异常、胎心异常，应及时给予吸氧等相应处理。

8.终止妊娠前后的护理 必要时做好终止妊娠的护理准备，终止妊娠后做好产后护理，密切观察阴道或伤口出血、新生儿出血情况，遵医嘱及时给予止血药、血小板、抗生素等。

【前沿进展】

妊娠合并 ITP 的治疗

糖皮质激素与丙种球蛋白都是妊娠合并ITP的一线治疗药物，对于一线治疗药物无效的妊娠合并ITP病人，脾切除就是一种可选择的治疗方法，在相当一部分妊娠合并ITP病人中，为了能够在1年或更长时间内使病情缓解，脾切除仍然是唯一的治疗方法。不过在妊娠后期，脾切除可能导致流产且手术困难，通常应避免在妊娠期进行脾切除。然而，如果必要的话，可以在妊娠期进行脾切除，比较理想的时期是妊娠中期。

【知识拓展】

妊娠期安全用药

1959年到1961年，有多名医生分别报告发现婴儿的一种少见畸形，称为海豹肢畸形或海豹胎，最终证实畸形与孕妇服用沙利度胺有关。因此妊娠期安全用药非常重要。1978 年，瑞典颁布了全球第一个使用临床及动物试验对妊娠期用药进行分类的危险性分级系统——FASS。1979 年，FDA也推出了分级系统，并且 在 全 球 广 泛 使 用。1989 年，澳大利亚药品评估委员会（ADEC）综合了FASS及FDA的分级系统，颁布了新的妊娠期用药危险性分级系统，见表9-1。

表 9-1 妊娠期用药危险性分级

分级	FDA 分级目录	ADEC 分级目录	FASS 分级目录
A	人类对照组研究显示，在妊娠前3个月及之后使用对胎儿无危害	妊娠期及生育年龄妇女大量使用，没有观察到对胎儿有危害	妊娠期及生育年龄妇女大量使用，没有观察到对胎儿有危害，包含被妊娠期及生育年龄妇女使用多年的药物或在妊娠期妇女中有足够的研究

续表

分级	FDA 分级目录	ADEC 分级目录	FASS 分级目录
B	动物生殖研究未发现药物对胎儿有害，但缺乏人类妊娠期的对照研究，或动物研究发现对胎儿有害（危害程度小），而在人类妊娠研究中未得到证实	部分妊娠期及生育年龄妇女使用，没有观察到对胎儿有重大危害。因这类药物在人类的研究经验有局限性，根据动物研究，分为以下3种情况。B1：动物研究没有显示对胎儿有危害。B2：动物研究不足或缺乏，现有证据不能证明对胎儿有危害。B3：动物研究显示对胎儿有危害	部分妊娠期及生育年龄妇女使用，没有观察到对胎儿有重大危害。因这类药物在人类的研究经验有局限性，根据动物研究，分为以下3种情况。B1：动物研究没有显示对胎儿有危害。B2：动物研究不足或缺乏，现有证据不能证明对胎儿有危害。B3：动物研究显示对胎儿有危害
C	动物研究中已观察到对胎儿有危害（致畸或胚胎死亡），但在人类妊娠期缺乏临床对照观察研究；或尚无动物及人类妊娠期使用药物的研究结果。此类药物仅在权衡益处大于对胎儿的危害时可使用	动物研究显示对胎儿有一定的危害，但并不致畸，并且这种危害是可逆的，应权衡利弊使用	动物研究显示对胎儿有一定的危害，但并不致畸
D	有肯定的证据显示对人类胎儿有危险性，但在某些情况下，例如抢救生命或必须治疗但又无其他可代替的药物，此类药物对于妊娠期妇女的益处大于对胎儿的危害时才可使用	增加胎儿畸形风险或者会对胎儿造成不可逆的伤害。通过药理学解释这种危害。使用前应详细咨询	增加胎儿畸形风险或对妊娠期妇女造成伤害
X	动物和人类研究均已证实导致胎儿异常，妊娠期使用危害超过治疗获益，禁用于妊娠期和准备怀孕的妇女	对胎儿造成永久性伤害，禁用于妊娠期以及准备怀孕的妇女	

第四节　妊娠合并血液系统恶性肿瘤病人的护理

【概　述】

妊娠合并恶性肿瘤在临床上少见，发生率为1/1 500~1/1 000妊娠，是育龄女性死亡的第二大常见因素。随着女性妊娠年龄增高，其发生率有上升趋势。大多数妊娠合并的恶性肿瘤为好发于生育年龄的肿瘤，如血液系统恶性肿瘤、乳腺癌、宫颈癌、卵巢癌等。其中，妊娠合并血液系统恶性肿瘤是罕见的危害孕妇及胎儿生命的严重疾病，以白血病居多，其他尚有淋巴瘤和骨髓增殖性肿瘤等，其发病率低，但病死率高，不仅直接威胁母体生命，也将影响胎儿的安全和健康。妊娠常为血液系统恶性肿瘤的诊断分期、治疗决策和护理带来一些麻烦，这类病人也常须收治于血液内科进行治疗，因此，临床护士有必要了解相关知识，以便为这些病人提供更恰当的照护。

【病　因】

与普通人群类似，详见第四章"白血病病人的护理"和第六章"淋巴瘤病人的护理"，但应避免CT等孕妇禁忌的检查。

【诊断要点】

与普通人群类似，详见第四章"白血病病人的护理"和第六章"淋巴瘤病人的护理"。

【治疗要点】

1.化疗　化疗是血液系统恶性肿瘤的主要治疗手段，它可以挽救妊娠合并血液系统恶性肿瘤病人的生命，但也可能对妊娠产生不利影响。动物实验已经证明几乎所有的化疗药物都具有致畸性，几乎所有的细胞毒性药物均能通过胎盘，对胎儿具有潜在毒性。

2.放疗　血液系统恶性肿瘤的治疗主要以化疗和生物制剂为基础，在淋巴瘤的治疗中可以辅助放疗。妊娠合并血液系统恶性肿瘤放疗须考虑多方面的因素，包括胎儿暴露可能引起的畸形、生长发育迟缓、死胎等，放疗应限于那些非常有必要使用的病人，且在整个治疗期间应采取特别防护，使胎儿受到的辐射剂量在安全范围内。研究证实对病变局限于宫颈、枕部和腋窝部的妊娠期淋巴瘤病人进行局部放疗是安全的。

3.产科处理　如在妊娠早期确诊血液系统恶性肿瘤，应及时终止妊娠后进行治疗；妊娠中、后期发病者，如病情允许，可在妊娠期开始相应治疗，等待胎儿基本成熟后终止妊娠；若在妊娠后期才确诊血液系统恶性肿瘤，只要估计胎儿成熟，应立即终止妊娠。

【主要护理问题】

详见第四章"白血病病人的护理"和第六章"淋巴瘤病人的护理"，另外，还可能存在以下问题。

1.焦虑、恐惧　与病情复杂、担心自身和胎儿健康有关。

2.潜在并发症　流产、早产、胎儿畸形、死胎、产后出血、产褥感染等。

【护理措施】

详见第四章"白血病病人的护理"和第六章"淋巴瘤病人的护理"，另外，还包括以下措施。

1.产褥期护理

（1）指导病人取半卧位，以利于恶露排出、炎症局限，减少腹部伤口疼痛等。

（2）密切观察病人的生命体征、恶露和伤口情况，及时发现出血、感染等征象，并通知医生。

（3）严格执行无菌操作，做好阴道冲洗或伤口护理，避免产后感染。

（4）必要时遵医嘱输注血小板、红细胞悬液、抗生素等控制出血和感染。

2.健康教育　产后须接受化疗的病人应避免母乳喂养，以防新生儿接触母乳中的细胞毒性物质。同时，病人化疗期间的排泄物也应妥善处理，以免接触到新生儿。

【前沿进展】

生物治疗对孕妇和胎儿的影响

分子靶向药物和生物靶向药物的问世，使血液系统疾病治疗更加精准，在提高疗效同时降低了治疗相关毒性。目前在妊娠期使用最多的是治疗B细胞相关疾病的利妥昔单抗和治疗*BCR-ABL*融合基因相关白血病的酪氨酸激酶抑制剂。基于现有资料，妊娠期使用利妥昔单抗是安全的，不增加胎儿不良事件的发生率。妊娠早期接受R-CHOP方案（利妥昔单抗、环磷酰胺、阿霉素、长春新碱、泼尼松）化疗，有短暂的胎儿B细胞降低，但迅速恢复。妊娠中、后期使用利妥昔单抗联合化疗治疗高危血液系统恶性肿瘤所带来的益处大于其带来的风险。

【知识拓展】

体力活动对恶性肿瘤病人的重要性

越来越多的研究探讨了运动锻炼对恶性肿瘤的治疗价值，现有证据强烈建议在恶性肿瘤治疗期间，运动不仅安全可行，而且能改善身体功能、缓解抑郁情绪、减轻疲乏和提高生活质量等，甚至有研究认为运动锻炼能提高化疗的完成率。而关于什么时候开始以及如何维持体力活动就因人而异（健康情况和个人喜好）了。对于放、化疗期间的病人，可能需要低强度和短时间的运动，但首要目标应该是尽量坚持运动。对于平时坐着工作或不爱运动的病人来说，应该采取低强度的运动（伸展运动、缓慢而短暂的散步），并慢慢增加。而在临床上，由于疾病或治疗因素容易导致病人乏力，恶性肿瘤病人参与活动的情况并不理想，因此，护士应当在健康教育中鼓励病人多参与体力活动，以改善治疗后的副作用，增强骨骼健康、肌肉力量和减轻疲乏。

第十章
血液专科护理技术

第一节　成分输血及护理

【概　述】

　　成分输血（blood components transfusion）是将人血中各种有效的血液成分进行分离、提纯、浓缩，分别制备成各种高浓度与高纯度的血液制品，根据受血者的病情需要，有针对性地输注某一种或几种血液制品，达到最佳输血治疗疗效的一种输血措施，具有体积小、运输方便、针对性强、疗效好、节约血液资源、输血反应少等优点。成分输血是现代输血的方向，是输血现代化的重要标志。

【成分血的种类及作用】

　　1.血浆及血浆蛋白制品

　　（1）血浆。主要成分是血浆蛋白、凝血因子，不含血细胞，无凝集原，无须做交叉配血试验和血型鉴定。可用于补充血容量、蛋白质和凝血因子。①新鲜冰冻血浆（FFP）：全血采集后6~8小时分离血浆，速冻至–20℃，并在–20℃保存1年，它含有凝血因子和血浆蛋白。②普通冰冻血浆（FP）：是全血在保存期内通过自然沉淀或离心后分离获得血浆，保存期5年。其内含有全部稳定凝血因子，但稳定性相对较差的凝血因子Ⅷ和Ⅴ缺乏，多作为凝血因子Ⅷ和Ⅴ以外凝血因子缺乏症辅助治疗。

（2）冷沉淀。新鲜冰冻血浆在4℃解冻，除去上清液后沉淀的白色絮状物，在-18℃以下保存1年，含有凝血因子Ⅷ、血管性血友病因子、纤维蛋白原和纤维结合蛋白等，适用于血友病A、术后出血、弥散性血管内凝血、血管性血友病、遗传或获得性纤蛋白原缺乏症、凝血因子Ⅷ缺乏症的病人。

（3）血浆蛋白制品：包括人血白蛋白、免疫球蛋白、凝血因子制品。人血白蛋白适用于失血创伤和烧伤引起的休克、脑水肿、肝硬化及肾病引起的水肿或腹水、低蛋白血症。免疫球蛋白适用于预防病毒或细菌感染、治疗免疫缺陷病、免疫病理性疾病（如急性ITP、输血后ITP、川崎病等）。凝血因子制品常用的有凝血因子Ⅷ、凝血酶原复合物、纤维蛋白原，其作用如下：①凝血因子Ⅷ：用于血友病A、弥散性血管内凝血低凝期、肝功能衰竭等。②凝血酶原复合物：用于血友病B、弥散性血管内凝血、抗凝血药物引起的出血以及易产生凝血因子Ⅷ抑制性抗体的血友病。③纤维蛋白原：用于先天性或低纤维蛋白血症、继发性纤维蛋白原缺乏症、弥散性血管内凝血、原发性纤维蛋白溶解症等。

2.红细胞

（1）悬浮红细胞。也称红细胞悬液，是全血经过离心除去大部分血浆后，加入红细胞保存液制备而成，保存温度2~6℃，有效期21~35天，适用于各种血容量正常的贫血病人、急性出血或手术病人失血低于1 500 ml者、心肝肾功能不全者、小儿或老人输血、妊娠后期伴有贫血者和一氧化碳中毒者等。

（2）洗涤红细胞。去除了80%以上的白细胞和98%的血浆蛋白，保存温度2~6℃，有效期24小时，适用于各类需要输注红细胞、对血浆蛋白有严重过敏反应、自身免疫性溶血性贫血、阵发性睡眠性血红蛋白尿、高血钾症等病人。

（3）去白红细胞悬液。用过滤法制备的去白红细胞悬液残存白细胞数量≤2.5×10⁶/200 ml全血。保存温度2~6℃，有效期21~35天。适合于已有白细胞抗体的病人、骨髓移植和器官移植的病人、发生2次以上不明原因的非溶血性发热反应者。

（4）辐照红细胞。灭活淋巴细胞，保存温度2~6℃，有效期为辐照后14天。适用于造血干细胞移植术后、免疫抑制治疗后及先天性免疫缺陷者。

3.白细胞悬液　新鲜全血离心后取其白膜层的白细胞，在4℃下保存48小时，主要适用于粒细胞绝对计数<0.5×10^9/L，同时伴有严重感染，经适当抗生素治疗72~96小时无效的病人。但由于白细胞悬液制品纯度不够，输血反应严重，输入量大，临床上极少使用。

4.血小板　全血离心所得，适用于血小板减少的病人。①机采血小板：通过血液细胞分离机采集，22℃振荡保存，有效期3~5天。②手工采集血小板：22℃振荡保存，有效期1天。

【输血方法及原则】

1.输血原则　①输血前向受血者说明输血的必要性和危害性。②输血前签署输血同意书。③输血前须检验血型及做交叉配血试验。④输血应选用同型血液输注。⑤再次输血，必须重新做交叉配血试验。

2.注意要点　①输血前检查是否签署输血同意书。②严格遵医嘱。③严格执行查对制度（双人交叉"三查八对"）。④用带滤网的标准输血器输注。⑤血袋内不得加入除生理盐水以外的任何溶液和药物，不得与其他药物共用静脉通道。⑥连续输注不同供血者的血液时，前一袋血输尽后，用生理盐水冲洗输血器，再接下一袋血继续输注。⑦输血应先慢后快，根据病人贫血程度、心功能等调整输注速度。⑧输注过程中密切观察病人有无输血反应。一旦出现异常情况应立即减慢或停止输血，用生理盐水维持静脉通道。⑨血液从血库取出后应在半小时内开始输注。⑩每4小时更换一次输血装置。⑪发生输血反应，如果家属或病人有疑问时，应当保存血袋，送至输血科检验。

【各类成分血使用的注意事项】

1.血浆和血浆蛋白制品

（1）血浆。①同型输注，不须做交叉配血试验。②先用37℃水浴加热，轻轻摇动血浆袋，使融化后的血浆内外温度一致（血库完成）。③融化后的血浆外观为淡黄、透明，如有异物或絮状物不能输注。④新鲜冰冻血浆应尽快输注，以避免血浆蛋白变性和不稳定的凝血因子丧失活性，用输血器输注。⑤新鲜冰冻血浆一经融化不可再冰冻保存，如因融化后未及时输注，可在4℃冰箱暂时保存，但不能超过24小时。⑥骨髓、造血干细胞移植病人输注血浆有特殊要求，应特别注意。

（2）冷沉淀。①在37℃水浴中快速融化（血库完成），应以病人可以耐受的最快速度输注。②不主张静脉推注，应输血器输注，原则上ABO血型同型输注。③未能及时输注的冷沉淀不宜在室温放置过久，不宜放于4℃冰箱。

（3）凝血因子制品。①凝血因子Ⅷ：冻干品及灭菌注射用水应先预热为25~37℃后溶解，然后注入预温的灭菌注射用水，轻轻摇动使制品使其全部溶解。使用时用输血器快速输注。②凝血酶原复合物：冻干品及灭菌注射用水都应在20~25℃的水中预热溶解，然后将瓶轻轻旋转（切勿用力振摇，以免蛋白变性）直至完全溶解。溶解后立即输注，主要防止凝血酶在溶液中生成。输注速度开始要慢，15滴/分，15分钟后加快输注速度（40~60滴/分），一般在30~60分钟输完。③纤维蛋白原：使用前先将冻干品及灭菌注射用水预温为30~37℃，然后注入预温的灭菌注射用水，置30~37℃水浴中，轻轻摇动使制品全部溶解（切忌剧烈振摇以免蛋白变性）。用带有滤网装置的输液器进行静脉滴注。滴注速度一般以60滴/分左右为宜。

2.红细胞制剂　①同型输注，须做交叉配血试验及血型鉴定。②严格掌握输注速度，先慢后快，输注时间不超过4小时。③输注前需将血袋反复颠倒数次，使红细胞与添加剂充分混合。④红细胞内不能添加任何药品、制剂，否则会发生凝固、凝集或溶血。⑤对于有ABO新生儿溶血病的患儿应输注O型洗涤红细胞，幼儿也尽可能输注洗涤红细胞。⑥骨髓、造血干细胞移植病人输注红细胞有特殊要求，应特别注意。

3. 血小板　①因血小板功能随保存时间的延长而下降，所以取回后应立即输注（输注前将血袋混匀，切忌剧烈摇动，防止血小板损伤）。②以病人可耐受的最快速度输注，用输血器输注。③如因故未能及时输注，应在常温（22±2）℃下保存，并每隔10分钟左右轻轻摇动血袋，防止血小板凝集，不能放冰箱暂存。④骨髓、造血干细胞移植病人输注血小板有特殊要求，应特别注意。

【常见输血反应及护理】

1.发热反应　发热反应是输血中最常见的反应。原因包括：由致热原引起，如保养液或输血用具被致热原污染；受血者在输血后产生白细胞抗体和血小板抗体所致的免疫反应；违反操作原则，造成污染。主要症状为：可在输血中或输血后1~2小时发生，有畏寒或寒战、发热，体温可达40℃，伴有皮肤潮红、头痛、恶心、呕吐等，症状持续1~2小时后缓解。护理要点如下。

（1）预防。严格管理血库保养液和输血用具，避免致热原污染，严格执行无菌操作。

（2）处理。反应轻者，减慢滴数即可使症状减轻，严重者停止输血，密切观察生命体征，给予对症处理，并通知医生。必要时按医嘱给予解热镇痛药和抗过敏药，如异丙嗪或肾上腺皮质激素等。

2.过敏反应　过敏反应的发生原因包括：病人是过敏体质，输入血中的异体蛋白同过敏机体的蛋白质结合，形成完全抗原而致敏；供血者在献血前用过可致敏的药物或食物，使输入血液中含致敏物质。主要症状：大多数病人发生在输血后期或将结束时。表现轻重不一，轻者出现皮肤瘙痒、荨麻疹、轻度血管性水肿（表现为眼睑、口唇水肿）；重者因喉头水肿出现呼吸困难，两肺闻及哮鸣音，甚至发生过敏性休克。护理要点如下。

（1）预防。勿选用有过敏史的供血者；供血者在采血前4小时内不吃高蛋白质和高脂肪食物，宜用少量、清淡饮食或糖水。

（2）处理。发生过敏反应时，轻者减慢输血速度，继续观察，重者立即停止输血；呼吸困难者给予吸氧，严重喉头水肿者行气管切开，循环衰竭者应给予抗休克治疗；根据医嘱给予抗过敏药和激素如异丙嗪、氢化可的松或地塞米松等。

3.溶血反应　溶血反应是指输注的红细胞或受血者的红细胞发生异常破坏而引起的一系列临床症状，为输血中最严重的反应，可分为血管内溶血反应和血管外溶血反应。

（1）血管内溶血反应。发生原因包括：a.输入异型血，多由于ABO血型不相容引起，供血者和受血者血型不符而造成；b.输入变质血液，输血前红细胞已变质溶解，如血液储存过久、血温过高，输血前将血液加热或振荡过剧，血液受细菌污染等均可造成溶血；c.血中加入高渗或低渗溶液或能影响血液pH值变化的药物，致使红细胞大量破坏。主要症状：第一阶段，由于红细胞凝集成团，阻塞部分小血管，可引起头胀痛、四肢麻木、腰背部剧烈疼痛和胸闷等症状；第二阶段，由于凝集的红细胞发生溶解，大量血红蛋白散布到血浆中，可出现黄疸和血红蛋白尿，同时伴有寒战、高热、呼吸急促和血压下降等症状；第三阶段，由于大量血红蛋白从血浆中进入肾小管，遇酸性物质变成结晶体，致使肾小管阻塞；又因为血红蛋白的分解产物使肾小管内皮细胞缺血、缺氧而坏死脱落，也可导致肾小管阻塞。病人出现少尿、无尿等急性肾功能衰竭症状，严重者可导致死亡。护理要点如下。①预防：认真做好血型鉴定和交叉配血试验，输血前仔细查对，杜绝差错。严格执行血液保存规则，不可使用变质血液。②处理：a.停止输血并通知医生，保留余血，采集病人血标本重做血型鉴定和交叉配血试验；b.维持静脉输液通道，供给升压药和其他药物；c.静脉注射碳酸氢钠碱化尿液，防止血红蛋白结晶阻塞肾小管；d.双侧腰部封闭，并用热水袋敷双侧肾区，解除肾血管痉挛，保护肾脏；e.严密观察生命体征和尿量，并做好记录，对少尿、尿闭者，按急性肾功能衰竭处理；f.出现休克症状，立即配合抗休克治疗。

（2）血管外溶血反应。多由Rh系统内的抗体抗-D、抗-C和抗-E所造成。临床常见Rh系统血型反应中，绝大多数是由D抗原与其相应抗体所致，释放出游离血红蛋白转化为胆红素，循环至肝脏后迅速分解，通过消化道排出体外。血管外溶血反应一般在输血后一周或更长时间出现，体征较轻，有轻度发热伴乏力、血胆红素升高。对此种病人应查明原因，确诊后，尽量避免再次输血。

4.与大量输血有关的反应　大量输血一般指在24小时内紧急输血量大于或相当于病人总血量。常见的反应有循环负荷过重、出血倾向、枸橼酸钠中毒等。

（1）循环负荷过重。其原因、症状及护理同静脉输液反应。

（2）出血倾向。原因主要为长期反复输血或超过病人总血量的大量输血，由于库存血中的血小板破坏较多，凝血因子减少而引起出血。主要症状：皮肤黏膜瘀斑，穿刺部位大块瘀血，或手术后伤口渗血。护理要点：短时间内输入大量库存血时，应密切观察病人意识、血压、脉搏等变化，注意皮肤黏膜或手术伤口有无出血。可根据医嘱间断输注新鲜血液或血小板，以补充足够的血小板和凝血因子。

（3）枸橼酸钠中毒。主要原因为大量输血随之输入大量枸橼酸钠，如肝功能不全，枸橼酸钠尚未氧化即和血中游离钙结合而使血钙下降，以致凝血功能障碍、毛细血管张力减低、血管收缩不良和心肌收缩无力等。主要症状：手足抽搐、出血倾向、血压下降、心率缓慢、心室纤维性颤动，甚至发生心跳停止。护理要点：严密观察病人的反应。输入库存血1 000 ml以上时，须按医嘱静脉注射10%葡萄糖酸钙或氯化钙10 ml，以补充钙离子。

5.其他 如空气栓塞、细菌污染反应，远期观察还可有因输血传染的疾病，如病毒性肝炎、疟疾、艾滋病等。

【前沿进展】

免疫因素导致的红细胞输注无效

1.红细胞免疫因素

（1）红细胞表面物质。红细胞是一类具有免疫效应的细胞，人体输注不同表达量的红细胞表面物质后会产生不同的免疫效应，血型抗原系统和表面分子均与受血者机体免疫微环境的变化相关，这可能干扰红细胞正常代谢功能，影响输注效果。

（2）红细胞代谢产物。常见的红细胞代谢产物包括血红蛋白、铁离子、乳酸、乳酸脱氢酶等。血红素和铁离子的大量释放使受血者机体呈现炎症反应的微环境，铁调素（hepcidin）合成分泌增多，无法正常维持机体铁稳态，从而干扰红细胞生成，继而影响机体出现炎症性贫血，降低输血治疗的效果。

2.病人自身免疫因素

（1）特殊抗体。多见于多次输血及妊娠、自身慢性疾病等，随着输血次数的增多，输注无效呈现上升趋势。免疫系统疾病病人的输注无效发生率最高，可能与该类病人体内有不同血型的同种抗体有关，从而导致输注无效的产生。

（2）调节性T细胞。红细胞输注无效病人体内CD4$^+$CD25$^+$ Treg细胞数量明显减少，机体免疫耐受平衡被破坏，不能正常抑制T细胞的活化，导致病人体内存在大量活化的T细胞，释放细胞因子，加速红细胞破坏。

【知识拓展】

献血小板与献全血的区别是什么？

通常所说的献血，多指一次采集200 ml、300 ml或400 ml全血的过程，需要3~5分钟。全血包括红细胞、白细胞、血小板和血浆。单采血小板是借助血细胞分离机将血液中血小板分离出来，同时将其他血液成分回输到献血者体内的过程，是现代献血的新理念。

血小板的恢复比红细胞快，捐献血小板3天后，循环血液中的血小板即可恢复到捐献前的水平。因此，我国规定捐献血小板最短可以每2周献一次，一年最多可献24次，只要符合单采血小板的献血要求，采集后无任何身体不适，可进行正常的工作和学习，对人体没有损害。

第二节　治疗性血液成分单采的护理

【概　述】

治疗性血液成分单采（therapeutic apheresis，TA）借助可以连续流动的血液成分分离机，去除引起疾病的特定成分，回输其余的或者是替代的成分，可以快速地改变血液的组成成分，对于血细胞或血浆容量和质量异常所导致的疾病可以起到快速而有效的初始治疗作用。

按照不同目的可将治疗性血液成分单采分成三类（表10-1）。①血细胞单采/去除术：用于去除过多的血小板和白细胞，以及用于造血干细胞、淋巴细胞的采集，通常在血液科开展得较多。②血液成分置换术：以红细胞和血浆为目标，分离病人红细胞或有致病因子的血浆，以正常供血者的血浆、红细胞或胶体代替。③血液成分调整：多用于分离病人血浆，去除导致疾病的免疫球蛋白或经体外光化学处理后回输血浆。

美国血浆置换协会（American Society for Apheresis，ASFA）将治疗性血液成分单采的适应证分为四大类。Ⅰ类：单采术为一线治疗的疾病，无论是单独一线还是与其他治疗方式联用。Ⅱ类：单采术为二线治疗的疾病，无论是单用还

是与其他治疗方式联用。Ⅲ类：尚未明确单采术最佳作用的疾病。决策的制定应
个体化。Ⅳ类：尚未明确单采术最佳作用的疾病。具体分类及适应证见表10-1。

表10-1　治疗性血液成分单采分类及适应证（以血液病学为主）

分类	原理	适应证	ASFA分类
一、血细胞单采/去除术			
A.白细胞分离单采术	分离并采集白细胞，予以去除，或以晶体或胶体替代，以减少循环血中异常的白细胞		
a.治疗性白细胞去除		白细胞增多症（常见于急、慢性白血病白细胞异常增多）	Ⅰ（白细胞淤滞症）；Ⅲ（预防）
b.外周血造血干/祖细胞采集		外周血造血干细胞/祖细胞移植（自体或异体供血者）	Ⅰ
c.粒细胞、淋巴细胞采集		重度中性粒细胞减少病人须输注中性粒细胞	Ⅰ
		骨髓移植术后病人须行供血者淋巴细胞输注	Ⅰ
B.血小板去除	分离并采集血小板，减少血小板计数	血小板增多症	Ⅱ（症状）；Ⅲ（预防或继发性）
二、血液成分置换术			
A.血浆置换术	分离病人含致病因子的血浆，用供血者正常血浆、白蛋白或胶体／晶体代替	TTP	Ⅰ
		ABO血型不合造血干细胞移植	Ⅱ
		骨髓瘤急性肾功能衰竭	Ⅲ
		再生障碍性贫血，单纯红细胞再生障碍性贫血	Ⅲ
		输血后紫癜	Ⅲ
		ITP	Ⅳ
		自身免疫性溶血性贫血（温抗体型）	Ⅲ
		单克隆丙种球蛋白相关的血液高黏度	Ⅰ
		妊娠红细胞异源免疫	Ⅱ

续表

分类	原理	适应证	ASFA分类
		抗肾小球基底膜病	I
		急性炎性脱髓鞘性多发性神经根神经炎（Guillain-Barré综合征）	I
		重症肌无力	I
		慢性炎性脱髓鞘性多发性神经根神经炎	I
		家族性高胆固醇血症	II
		儿童链球菌相关自身免疫性神经精神疾病及小舞蹈症	I（急剧恶化）
		药物过量和中毒	II（毒蕈中毒）；III（其他）
		肾脏移植：抗体介导的排斥和HLA脱敏	II
B.红细胞置换术	分离病人的红细胞，去除以减少红细胞数量或以正常供血者红细胞和／或胶体代替	巴贝虫病	II（重症）
		真性红细胞增多症	II（有症状）
		疟疾	II（严重）
		镰状细胞贫血	I（致死性并发症）；II（预防卒中或输血性铁过多）
三、血液成分调整			
A.选择性提取血浆成分	分离出血浆，选择性地过滤去除致病的免疫球蛋白	ITP	II（难治性ITP）
		类风湿关节炎，难治性	II
B.体外光化学疗法	将病人血浆分离采集，行体外光化学疗法处理后回输	皮肤T细胞淋巴瘤	I（红皮病）；IV（非红皮病）
		移植物抗宿主病	II（皮肤型）；III（非皮肤型）
		心脏移植排斥	I（预防排斥）；II（治疗）

【治疗性血浆置换术的护理】

治疗性血浆置换术是血液净化的一种方法，是指将病人的血浆进行分离置换，去除含致病因子的血浆，以达到治疗疾病的目的。用于有已知或可疑异常组分的血液中病理物质的清除。理论上置换1次全身血容量后可减少65%的异常血浆成分，置换2次能降低约88%的异常血浆成分。常用的血浆置换液包括5%白蛋白、血浆、晶体液等。5%的白蛋白不会产生过敏反应及传播病毒，但缺乏凝血因子和其他血浆蛋白，置换后免疫球蛋白水平明显下降，数周后可恢复到正常水平；血浆中含凝血因子及血浆蛋白，但必须考虑过敏反应、传播病毒、ABO血型是否相合的问题。高容量血浆置换术后凝血因子水平降低，在以后的72小时可恢复。

1.术前护理　术前应做好心理护理、术前准备及常规检查。观察生命体征，同时叮嘱病人进行术前排尿，禁空腹或过饱。另外，准备各种抢救药品、用品，调试所需的仪器设备，并建立静脉通道。

2.术中护理

（1）严格执行无菌操作，穿刺血管，建立循环。多采用股静脉置深静脉管并连接动脉端管道，打开静脉端开关使冲管液流入管腔内，冲管完成后连接静脉端管道，逐渐加大泵血速度直至血压平稳。

（2）严密监测生命体征，发现异常及时报告医生并配合处理。

（3）不良反应的观察及处理。①过敏反应：表现为畏寒、发热、皮肤瘙痒等，可静脉推注常规抗过敏药物治疗。②低血压：表现为头晕、心慌、面色苍白、四肢发冷、血压下降等，可减慢泵血速度，必要时予以升压药。③电解质紊乱：低钙表现为手足抽搐、肌肉痉挛；低钾、钠表现为腹胀、呕吐等症状，可补充相应的电解质。

3.术后护理

（1）管道护理。对使用静脉留置针或深静脉置管的病人，每日给予肝素钠稀释液封管，观察穿刺部位有无渗血、红肿，深静脉置管穿刺处每日维护。

（2）穿刺点护理。用碘伏消毒，用敷料覆盖伤口，每隔2天更换一次，防止穿刺点出血感染。若外敷料渗湿要更换敷料，保持穿刺点局部的清洁干燥；若观察到穿刺部位有大量渗血和血肿，立即通知医生做相关处理。

（3）拔管术护理。拔管时戴无菌手套，拔管后做消毒处理，覆盖无菌纱布，按压穿刺部位30分钟，在术后24小时持续观察穿刺点是否渗血。

（4）饮食护理。鼓励病人多摄取营养丰富且易消化的食物，进食细嚼慢咽，饮食不宜过饱，多食新鲜水果蔬菜，忌食油量过大、辛辣刺激食物。

术后出现消化道大出血及昏迷等并发症的病人需禁食。

（5）定期观察生命体征的变化，复查与疾病有关的各项指标，观察病人的相关实验室检查结果及临床症状有无改善。

【治疗性白细胞单采术的护理】

治疗性白细胞单采术可以快速去除过多的白细胞，消除白细胞淤滞状态，同时可以避免化疗杀伤大量细胞后引起的肿瘤溶解综合征，减少因高尿酸血症、高磷酸盐血症、高钾血症、低钙血症、氮质血症和急性肾功能衰竭等影响治疗进程。

1.术前护理

（1）用物及环境准备。分离室、单采室每天常规消毒，打开空调净化系统，保持适宜温度（22~25℃）、湿度（50%~60%），湿度过大或过小会影响机器的运行。根据不同采集类型，选择不同的程序、耗材，安装、预冲并根据病人情况输入参数，备好常规急救药品、吸氧装置、吸痰装置、监护仪等。

（2）病人的准备。治疗前协助医生完善必要的检查，如血象，电解质，肝、肾、心功能及凝血功能等。同时应熟悉病人病情。了解病人的心理状态，向病人说明此项治疗的目的、方法及其安全性，让病人放心，并主动配合完成此项治疗。

（3）体位准备。协助病人取较为舒适体位，由于单采术时间较长，固定体位2~4小时，可能产生肢体麻木、手臂酸痛，医护人员经常询问病人，特别注意言谈，用鼓励和安慰性语言，使其放松，稳定情绪。

2.术中护理

（1）在分离治疗过程中随时注意观察白细胞分离的效果，如发现分离物颜色异常，则应根据比色板来调整血浆泵的速度，从而达到所需的分离效果。

（2）分离白细胞的量在机器设置量的基础上根据病情进行适当增减。

（3）在分离治疗过程中对白细胞计数进行动态观察，当白细胞计数降至所要求的范围即可停止治疗。对伴有脾肿大的病人，在清除白细胞的同时，脾向外周血释放白细胞，导致外周血中白细胞计数下降不显著。但体内白细胞总量显著减少。

（4）注意不良反应，尤其是枸橼酸钠中毒，注意补充钙剂。

（5）对于血小板计数<50×10^9/L者，应权衡利弊。若必须行白细胞清除治疗，则必须备好血小板，在清除过程中注意观察病人有无出血征兆，尤其是有无颅内出血的征兆。

3.术后护理　因穿刺针眼较大，术后拔针后要按压15~30分钟，至不出血为止，以减少穿刺局部皮肤瘀血乃至血肿，以免给需二次单采病人的静脉穿刺增强难度。用无菌纱布覆盖穿刺点，嘱病人保持局部干燥，24小时内不能沾水，交代注意事项，观察出血和低血钙情况。严密观察并做好交接班。

【外周血造血干细胞采集术的护理】

外周血造血干细胞采集术用于自体/异体外周血造血干细胞的采集，为造血干细胞移植做准备。外周血造血干细胞采集需要对大量体外循环血液进行处理，一次可在血流量50~70 ml/min的速度下处理总循环血量9 000~16 800 ml（3~4小时完成），进行2~5次采集可获得必要的造血干细胞的量。其护理要点如下。

1.向供血者做必要的解释使之有心理准备　要求供血者注意营养摄入应用高蛋白质、高热量、高维生素饮食，于采集前晚和当日早晨改用低脂餐，以防血脂过高造成分离血细胞困难。

2.应用粒细胞集落刺激因子可以有效地达到骨髓或外周血造血干细胞的扩增　注意观察应用粒细胞集落刺激因子的副作用，常见有低热（一般在38℃以下）、骨骼肌肉疼痛、乏力、食欲不振、头痛等，轻者不必做处理，严重的给予对症治疗。

3.供血者清洁静脉穿刺部位皮肤，排空二便，通常采用平卧位，测量血压、脉搏及呼吸。

4.选择两处静脉穿刺部位（分别为采血和回输血通道）　以肘部粗而直的大静脉最适宜。下肢静脉、颈静脉亦可作为回输通道。

5.预防枸橼酸钠中毒　外周血造血干细胞采集术时间较长，一般需要3~4小时，使用枸橼酸-葡萄糖抗凝溶液较多，应预防枸橼酸钠中毒，每使用200 ml枸橼酸-葡萄糖抗凝溶液就可静脉推注10%葡萄糖酸钙10 ml，可有效预防中毒的发生。

6.采集完毕，静脉穿刺局部以无菌棉球按压5分钟以上，用无菌纱布保护。供血者静卧，继续观察。

7.外周血造血干细胞一次采集量一般200~300 ml，由检验人员进行细胞计数。

8.采集后嘱供血者多饮水，以促进抗凝剂代谢。

【 治疗性血小板单采术的护理 】

血小板增多症病人有显著临床症状需要尽快减少血小板计数时或者病人不能耐受药物治疗时，可以选择治疗性血小板单采术。治疗性血小板单采术可以减轻心肌梗死、脑缺血、肺栓塞和胃肠道出血的临床表现。每次采集通常可以减少血小板数量的50%，但数天内又可上升至治疗前的数值，所以血小板增多时，在进行单采术紧急减少血小板数量的同时，需辅以药物长期控制。其护理要点如下。

1.根据病情和需要决定血小板单采术清除次数和间隔期，以及每次清除的量。

2.分离治疗前协助医生完善必要的检查，如血象，电解质，肝、肾、心功能及凝血功能。了解病人的心理状态，讲解该治疗手段的必要性及安全性，消除紧张情绪，取得病人及家属的理解和配合。同时应熟悉病人病情。

3.准备好适当药品。

4.在分离治疗过程中随时注意观察分离管道有无发生堵塞现象，原因是分离物为血小板，容易积聚成团而导致堵管发生，必要时需要重新更换分离管道。

5.分离治疗中、治疗后要对血小板计数做好动态观察。当血小板计数下降到所需范围，即可终止治疗。

6.注意不良反应的发生。

7.分离治疗后注意观察病人栓塞症状是否减轻或消失，及时向医生反馈。

【 治疗性红细胞单采术的护理 】

治疗性红细胞单采术(therapeutic erythrocytapheresis)是指采用血细胞分离机将病人血液中的红细胞与其他血液成分分离，去除异常红细胞，并将其余血液成分回输至病人体内的临床治疗技术。对病人采取该技术进行血液成分回输时，根据情况，必要时应补充晶体和(或)胶体溶液。其适应证主要为真性红细胞增多症。

1.术前护理

（1）准备相关药品和抢救物品，保持采集室通风、整洁，不仅要求操作人员具备充足的理论知识，而且要求具备娴熟的操作经验，从而在采集过程中能够及时对问题进行处理。

（2）对血细胞分离机进行提前预热，从而为病人提供舒适温馨的采血环境；对病人的一般情况和病情进行详细了解，对病人采血当天的体温、脉搏以及血压准确掌握。

2.术中护理

（1）叮嘱病人在展开治疗性红细胞单采术前多食用营养丰富的低脂食物，防止空腹及血液压力不足。

（2）帮助病人取较舒适的体位，做好病人的心理护理工作，通常情况下，病人初次展开治疗性红细胞单采术均会出现不同程度的紧张，而紧张情绪则会导致血管收缩，管路血流不畅，最终导致出现低血流报警，可采用保暖、安慰以及鼓励的方式缓解病人的紧张等负面情绪。

（3）置换液的种类及构成应根据病人病情决定，一般情况下，晶体：胶体 =2：1。

（4）在分离治疗过程中注意观察病人的生命体征，注意有无不良反应，尤其是枸橼酸钠中毒反应和血容量失衡，一旦发现不良反应，及时停机处理。

3.术后护理　由于单采针较粗，所以当采集完成后应该立即应用无菌纱布按压针眼；待采集结束后，应叮嘱病人保持平卧位，维持30分钟，且应该尽可能地避免剧烈运动。

【前沿进展】

血液成分单采与血液置换术

无论是血液成分单采还是血液置换术，其原理都是在血液分离机的作用下，有效地去除掉或者分离出病人血液中所含有的病理成分，而后再利用替代液体补充血容量，两种技术的对比见表10-2。

表 10-2 血液成分单采与血液置换术的对比

名称	目的	作用
血液成分单采	将病人外周血中存在的异常增高的血细胞清除，这其中主要包括血小板、白细胞以及红细胞等	在临床治疗中，如果不能及时地清除异常增高的血细胞，则会导致血液的黏滞度有所增加，进而导致组织内出现缺氧的情况，这样一来就会使小血管内出现凝块或者血栓，合并急性呼吸窘迫综合征、颅内出血等，从而对病人的生命安全造成严重的威胁
血液置换术	将病人血液中所存在的病理性免疫球蛋白、抗原、抗体以及免疫复合物等排出体外	通过补充血浆等方式，帮助病人补充血液内所丢失的成分，或者纠正血容量等。在一般情况下，在病人确诊后的24小时内，为病人进行血液置换治疗，其治疗效果更加明显

【知识拓展】

红细胞单采术治疗真性红细胞增多症的优点

目前临床治疗真性红细胞增多症的方法包括静脉放血、红细胞单采术、化疗、α干扰素、靶向治疗等，治疗目标是减少病人体内的红细胞，使病人血容量及红细胞容量接近正常水平，但其中最快且有效的方法还是直接去除红细胞。静脉采集全血需要少量多次，而且每一次采集量有限，过程中丢失了大量血浆成分，易加重高凝状态，增加血栓风险；α干扰素不良反应率＞80%，严重者出现中性粒细胞减少症和肝毒性；靶向治疗尚须更多的研究来评估其有效性和安全性。深度红细胞单采术1次可采集病人体内大量红细胞，减少了病人放血的次数，缩短了治疗时间，大幅度提高了一次性去除红细胞的效率，并且使病人临床症状得到了明显改善。

第三节 造血干细胞移植的护理

【概 述】

造血干细胞移植（hematopoietic stem cell transplantation，HSCT）是经大剂量放疗、化疗或其他免疫抑制方法预处理，清除受体体内的肿瘤细胞、异常克隆细胞，阻断发病机制，然后把自体或异体造血干细胞移植给受体，使受体重建正常造血和免疫功能，从而达到治疗目的的一种治疗手段。预处理的超致死剂量化、放疗有清除骨髓的作用，移植物有抗白血病（graft versus leukemia， GVL）和抗肿瘤（graft versus tumor， GVT）作用，在临床上可治疗与造血干细胞有关的血液系统疾病和某些恶性实体瘤。

【分 类】

1.根据获得造血干细胞的来源分为脐血移植（CBT）、骨髓移植（BMT）、外周血造血干细胞移植（PBSCT）。

2.根据免疫学分为自体（auto–）移植、同基因（syn–）移植、同种异基因移植（allo–）、和异种（xeno–）移植。

3.根据血缘关系分为非血缘性移植和血缘性移植。

4.根据预处理方案分为清髓移植和非清髓移植。

5.根据供受者之间的人类白细胞抗原相配的程度可分为人类白细胞抗原相配移植、人类白细胞抗原半相配移植和人类白细胞抗原不配移植。

【适应证】

1.遗传性疾病 ①重型珠蛋白生成障碍性贫血，Fanconi贫血等。②免疫缺陷病：重型联合免疫缺陷病，Wiskott–Aldrich综合征等。治疗这些遗传性疾病时不宜采用同基因移植或自体移植，而应采用同种异基因移植。

2.获得性疾病

（1）非恶性疾病。①重型再生障碍性贫血。②重型放射性疾病。③难治性自身免疫病：系统性红斑狼疮、多发性硬化、多发性肌炎等。

（2）恶性疾病。①预期超过50%复发率的急性白血病。②骨髓增生异常综合征、多发性骨髓瘤、预期超过50%复发率的恶性淋巴瘤等。③对放、化疗敏感的某些恶性实体瘤，如乳腺癌、神经母细胞瘤、卵巢癌等。

【禁忌证】

有以下任意情况则不宜进行造血干细胞移植：①严重的精神病。②严重的心、肝、肾、肺功能不全。③不能控制的严重感染。④合并其他有致命危险的疾病。⑤受者年龄超过65岁。

【移植前准备】

1.受者的准备

（1）确定移植时机。①病人病情稳定、无禁忌证。②移植时机成熟。③体格检查基本正常、无感染；眼科、耳鼻咽喉科、口腔科、外科会诊，排除全身感染灶及其他疾病。

（2）完善实验室检查。①血、尿、大便常规，网织红细胞计数。②骨髓象。③骨髓活检染色体检查。④血液生化检查。⑤病毒检查包括巨细胞病毒、人类免疫缺陷病毒抗体检查。⑥免疫功能检查。⑦胸部X线片、肺功能检查。⑧心电图，必要时做超声心动图。⑨出、凝血和溶血检查。⑩ABO血型及亚型鉴别。

（3）心理评估。了解病人的心理状态；有无心理障碍疾病；病人及家属对移植风险的承受能力情况。

（4）社会支持系统。家庭的支持情况包括亲情和经济；社会的支持情况包括经济等。

2.供者的选择　供者是成功进行造血干细胞移植的前提。异基因造血干细胞移植供者选择需考虑组织人类白细胞抗原相容性的四个方面。自体造血干细胞移植的供者是受体本人，一般不存在人类白细胞抗原差异而引起移植物排斥反应，其关键是移植中应不含有缺陷的造血干细胞，包括已恶变的肿瘤细胞或遗传性基因缺陷者，如白血病应在化疗诱导完全缓解后，其骨髓中绝大多数为正常造血干细胞时采髓，同时还要在体外对其中含有的残留肿瘤细胞进行有效的净化后方可在移植后减少白血病的复发。

供者选定后，除了人类白细胞抗原配型，混合淋巴细胞培养外，通常还应做健康检查，包括血象及骨髓象，ABO血型及亚型鉴别，红细胞同工酶、肝肾功能、血清病毒学检查等。

【预处理期间的护理】

造血干细胞移植前，病人须接受一个疗程的根治剂量化疗，有时再加上大剂量放疗，这种治疗称预处理。其目的是在清除病人体内残存的恶性或骨髓中的异常细胞群的同时为正常造血干细胞的植入准备环境；抑制或摧毁体内免疫系统，使输入的造血干细胞不受排斥；为造血干细胞植入形成必要的"空间"。预处理方案可分为两类（表10-3）：一类为含放疗的预处理方案[经典方案为全身照射（TBI）+环磷酰胺（Cy）]，另一类为不含放疗的预处理方案[如白消安（Bu）+环磷酰胺（Cy）]。

表 10-3　经典的造血干细胞移植前预处理方案

方案分类	剂　　量	应用时间（天）
含放疗（TBI+Cy）	Cy 120 mg/kg	移植前6至5天
	分次TBI 12~14 Gy	移植前3至1天
不含放疗（Bu+Cy）	Bu 16 mg/kg（口服）或12.5 mg/kg（静脉）	移植前7至4天
	Cy 120 mg/kg	移植前3至2天

1.识别预处理的不良反应

（1）一般表现。恶心、呕吐、食欲不振、腹泻等胃肠道反应以及脱发等。含放疗的预处理还可导致发热、腮腺肿大、皮肤红且有烧灼感。环磷酰胺还可导致出血性膀胱炎。部分病人可诱发阑尾炎，腹部有明显的局部压痛、反跳痛。不含放疗的预处理方案则因未接受全身照射，因此无腮腺肿大和皮肤烧灼感，但因用白消安代替全身照射，则病人可出现皮肤色素沉着、肝功能异常以及癫痫发作的先兆症状。

（2）心脏表现。心悸、气短，某些病人可出现急性左心衰竭，但控制及时均可得到纠正。

（3）泌尿系统表现。尿急、尿痛、镜下或肉眼血尿。一般病程不长，不会影响预处理的正常进行。

（4）中枢神经系统表现。可由化疗药物损伤脑神经引起头痛、头昏，也可由于血小板过低而出现颅内出血，应引起重视。

（5）肝脏表现。少数病人出现黄疸，部分病人生化检查氨基转移酶可升高。

2.做好预处理期间的护理

（1）全身照射的护理。在进行全身照射前，应向病人详细讲解照射过程可能出现的不适，如何配合及注意事项，消除病人的紧张情绪，保证全身照射的顺利完成。在进行全身照射时会有不同程度的恶心、呕吐、腹泻及咽喉炎、食管炎。在全身照射前，给予镇静、止吐、暂禁食，避免在照射过程因为处理呕吐而停机，延长照射时间；病人在照射后会有口腔黏膜水肿、痰液分泌减少、口干等，照射以后进食少渣、清淡饮食，忌食刺激性食物，保持口腔清洁；对全身照射后因腮腺炎而出现的腮腺肿胀、疼痛，一般2~3天可自行恢复，严重者局部冰敷；全身照射后因中枢神经系统受照射及照射的大量细胞受损破坏释放出蛋白质进入血液，还可有不同程度的发热，照射期间鼓励病人多饮水，必要时物理降温。

（2）心脏毒性的预防和护理。大剂量环磷酰胺是造成心脏毒性的主要因素，另外大量的液体输入也可导致心功能不全。在预处理期间，监测血压、呼吸、氧饱和度的变化，采用输液泵维持输液的速度，避免单位时间输入过多，安置心电监护，注意心率及心律的变化，观察病人有无心悸、胸闷、气促、咳嗽、咳粉红色泡沫痰等症状，按医嘱定时予利尿剂，准确记录24小时出入量。

（3）出血性膀胱炎的预防和护理。预处理中大剂量应用环磷酰胺可引起出血性膀胱炎，此外，白消安也可损伤膀胱黏膜。使用美司钠可有效预防出血性膀胱炎。美司钠的半衰期为1.5小时，环磷酰胺的半衰期为6小时，因此，应在环磷酰胺使用后0、3、6、9小时或连续性静脉滴注美司钠。同时还要大量补液，大量饮水，保证每日液体入量在6 000 ml以上，碱化尿液，保持pH值在7.5以上，尿量＞250 ml/h，使代谢产物被稀释并迅速排出体外，减轻对尿道黏膜的损伤。

（4）神经毒性症状。大剂量白消安可以透过血脑屏障作用于中枢神经系统，诱发癫痫。在使用大剂量白消安时，应细心观察病人的生命体征和意识状态，注意有无眩晕、心悸、肢体麻木、抽动等先兆，认真听取病人的主诉，提高警惕，及早发现异常并及时给予相应处理，控制癫痫发作。在癫痫发作时，应立即采取紧急控制措施，以免病人自伤，立即松解病人的衣领和裤带，将其头偏向一侧，压舌板放在病人上下臼齿之间，防止咬伤唇舌等，并及时清除口、鼻分泌物，遵医嘱给予地西泮等药物治疗。大剂量阿糖胞苷的应用也可出现神经毒性反应。为此，应注意评估病人是否有吞咽困难、失语、复视、共济失调、个性改变、嗜睡、周围神经受累的表现。

（5）口腔黏膜炎。口腔黏膜炎是造血干细胞移植病人最感痛苦的毒副反应之一，预防口腔黏膜炎的发生须做到：加强口腔的清洁护理，指导病人饮食富有营养、质软、少纤维，避免过热、生硬、带刺、带骨头，以免损伤口腔黏膜，口腔黏膜屏障的缺损可使细菌、真菌等微生物侵入，增加感染机会。口腔黏膜发生溃疡者，局部涂以碘甘油，并用碳酸氢钠漱口，改变口腔酸碱度，疼痛影响进食，加用利多卡因漱口，每日进行口腔护理。

（6）饮食及消化道症状。在预处理期间规律、合理地使用止吐剂如昂丹司琼、格拉司琼，每次呕吐后及时清洁漱口，观察呕吐物的性状和量，及时清除呕吐物，减轻其对病人的刺激；调整饮食，少食多餐，腹泻后用氯己定或碘伏溶液清洗肛周，保持皮肤黏膜的清洁，严重的腹泻，在排除感染因素后，可口服蒙脱石散。还可辅以松弛疗法，分散病人注意力以减轻反应。

【造血干细胞的输注及护理】

造血干细胞的输注是造血干细胞移植极其重要的一个环节，直接关系移植的成败。确保造血干细胞顺利输注，能避免或减少移植后并发症的发生。

1.输注前的准备　为确保病人能输注到高质量且足够数量的造血干细胞，造血功能和免疫功能能顺利恢复，必须做好造血干细胞输注前的准备，包括：①经验丰富的护士。②选择合适的静脉如锁骨下静脉置管、经外周置入中心静脉导管等。③用输血器输注造血干细胞，冻存的造血干细胞用葡萄糖溶液建通道，刚采集的造血干细胞用生理盐水建通道。④输注造血干细胞时发生不良反应等意外，病房内应备好急救药品和急救物资。

2.输注方法

（1）冻存造血干细胞的融冻。液氮冻存的自体造血干细胞或脐血，在回输前均要进行造血干细胞的融冻，融冻过程必须在无菌条件下进行，经过2名工作人员核对造血干细胞标签无误后，配合者从液氮罐中取出−196℃冷冻保存的造血干细胞（此时，盛装造血干细胞的冷冻袋脆性极大，要避免碰撞或掉落），迅速放入恒温水浴中（水温40℃），操作者在水中快速摆动冷冻袋，使之在1~1.5分钟解冻，以免重结晶对细胞的损害。

（2）骨髓造血干细胞输注。骨髓造血干细胞输注流程见图10-1。①自体骨髓的输注须注意：a.解冻后用无菌治疗巾包裹，快速传递到病人居住的层流室百级间，进行输注；b.骨髓造血干细胞袋中加入5 ml柠檬酸-葡萄糖（ACD）保存液，并迅速摇匀，然后按密闭式输血法迅速输入骨髓造血干细胞；c.输注速度5~15 ml/min，以病人能够耐受的速度输注，尽量减少骨髓液中的防冻液二甲基亚砜（DMSO）对骨髓造血干细胞的损伤；d.每袋骨髓液输注完后，病人生命体征正常及无明显不适时，再融冻和输注下一袋骨髓造血干细胞；e.第3袋时可稍休息30分钟，再溶解回输，以免体内二甲基亚砜浓度过高，刺激过强引起恶心等不适。②异体骨髓的输注须注意：a.采集的骨髓当天输注；b.ABO血型不相合，应先去除骨髓液中的红细胞后再输注；c.输注前应先将骨髓袋倒置10分钟左右，使骨髓液中的脂肪颗粒上浮，每袋最后剩余的含脂肪颗粒的少量骨髓液弃掉，以免输注过程延长和脂肪颗粒输注到受者体内后引起脂肪栓塞；d.输注前常规遵医嘱予以地塞米松静脉注射；e.开始输注时速度宜慢，观察15~20分钟，无不良反应后再调整输注速度，滴数60~80滴/分，尽可能在6小时内输入受者体内，以免造成造血干细胞、祖细胞的损失；f.在输注骨髓液的同时输入鱼精蛋白以中和骨髓液中的肝素，但鱼精蛋白与许多药物易发生浑浊，因而要用独立通道输入。

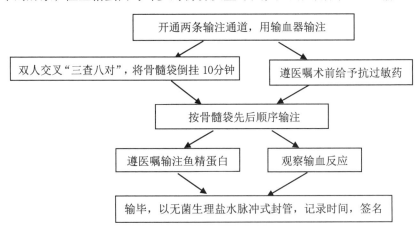

图10-1　骨髓造血干细胞输注流程

（3）外周血造血干细胞输注。外周血造血干细胞的输注流程见图10-2。①自体外周血造血干细胞输注的注意事项为：一般每袋外周血造血干细胞30~50 ml，尽可能在病人耐受的情况下快速输入，以减少外周血造血血干细胞防冻液中二甲基亚砜对外周血造血干细胞的损伤。输注速度为5~10 ml/min，每袋外周血造血干细胞输毕均用生理盐水冲注空袋2次，以便将残留在袋内的外周血造血干细胞充分输入病人体内。其余方法同自体骨髓输注。②异体外周血造血干细胞输注的注意事项：a.将采集好的异体外周血造血干细胞送至层流室百级间内，准备输注用物；b.输入外周血造血干细胞时，需要留取0.5~1 ml标本，做细胞计数，输前适当摇匀外周血造血干细胞袋；c.每袋外周血造血干细胞输毕均用生理盐水冲注空袋2次，以便将残留在袋内的外周血造血干细胞充分输入病人体内。其余方法同成分血输注。

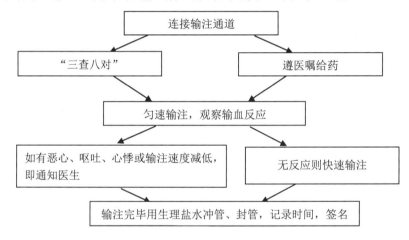

图10-2　外周血造血干细胞输注流程

（4）脐血的输注。①冻存脐血输注：a.无关脐血经深低温冻存后，输注前需要在40℃的恒温水浴中解冻复温；b.解冻后的脐血以200滴/分的速度，按照密闭式输血法静脉输注；c.脐血输完后，脐血袋用生理盐水冲洗回输至病人体内，避免损失脐血干细胞，脐血全部输完后，立即予以呋塞米20 mg静脉注射以利尿；d.输注过程中，由专人守护在床旁，密切观察病人生命体征的变化；e.为减少输血反应，输注前静脉注射地塞米松；f.经输血器快速过滤，5~10分钟静脉输注。因冷凝集沉淀物的影响致输注不畅时，给予生理盐水稀释输注。②新鲜脐血输注：在常温下新鲜脐血中造血干细胞易降低活性，为保证造血干细胞活性，在脐血采集后立即送实验室配型，核对好血型后用输血器以3~5 ml/min的速度快速输注。

（5）其他注意事项。①输注冻存的造血干细胞前后应用5%葡萄糖溶液冲洗管道。刚采集的造血干细胞输注前后应用生理盐水冲洗管道。②输注过程中应有专人守护在病人床旁，密切观察生命体征、不良反应。③保存的造血干细胞悬液中混有二甲基亚砜，输注到病人体内后，从呼吸道排出，可闻及一种大蒜样的气味，此时应指导病人张口呼吸，不必紧张。④输注结束后，可根据病人情况，遵医嘱予以呋塞米20 mg静脉注射以利尿。脐血输注后，注意纠正酸中毒。外周血造血干细胞输注后，应遵医嘱及时补充钙剂，防止ACD保存液中柠檬酸引起的低钙血症。⑤回输结束后，遵医嘱输注高效广谱抗生素。

【移植相关并发症的护理】

造血干细胞移植相关并发症主要与大剂量化疗和放疗的毒性作用有关，同时也与造血功能和免疫功能受抑制有关。主要包括：①放、化疗早期毒性作用：恶心、呕吐、黏膜炎、腹泻、出血性膀胱炎、骨髓再生障碍（合并感染、出血）、脱发、腮腺炎等可逆性副作用；间质性肺炎（interstitial pneumonia，IP）、肝静脉闭塞病（VOD）、扩张型心肌病等致死性副作用。②移植失败。③急性和慢性移植物抗宿主病（graft versus host disease，GVHD）。④原发病复发。此处着重介绍感染、IP、VOD、出血性膀胱炎（hemorrhagic cystitis，HC）、急性和慢性GVHD的护理。

1.感染　感染是造血干细胞移植的常见并发症，是移植后早期死亡的主要原因之一。感染可发生于移植后早、中、晚期，与宿主免疫功能受损有关。由于免疫重建延迟、免疫抑制剂的长期使用和持久的低免疫球蛋白血症，异基因造血干细胞移植合并感染较自体移植更为多见和严重。

（1）心理护理。移植前全面评估，早期与病人及家属沟通交流，了解病人生活习惯、个性特点、文化背景及对健康问题的理解，弄清病人需要哪些方面的教育，努力促成指导、参与、合作的护患关系。向病人讲解预防早期感染的重要性，使其配合日常护理。尤其是移植期间，因躯体和心理承受着巨大的痛苦，病人多有紧张、恐惧心理，表现出消极对抗、烦躁、易怒等情绪，护士更要有足够的爱心和耐心，去鼓励病人，帮助病人渡过难关。

（2）基础护理。①饮食护理：鼓励病人食用高蛋白质、高维生素、营养丰富的食物，饭菜和饮料必须新鲜，应在烹熟再经微波炉消毒后食用，不可过烫或过冷，餐具每次也同时消毒。②口腔黏膜护理：移植前请口腔科会诊，彻底检查口腔情况，清洗牙石，拔除残牙，修补龋齿，治愈口腔疾患后方可进行移植。讲解漱口的重要性，引起病人的重视，增加漱口次数，延长漱口液与黏膜的接触时间。口腔护理前，护士必须认真观察病人口腔有无黏膜发白及出血点、牙龈有无肿胀、舌面有无发红、硬腭有无破损，如有溃疡，观察其面积和深度，并询问病人有无疼痛感，以便给予及时的治疗和护理。③眼、耳、鼻护理：用氧氟沙星、利福平交替点眼、滴鼻，0.2%碘伏溶液清洁耳道，用生理盐水棉签清洁鼻腔，并嘱病人不抠鼻，以防引起出血。④肛周护理：如肛周皮肤已出现发红、薄嫩现象，可用鞣酸软膏轻轻涂抹于肛周，保持肛周皮肤清洁干燥。每周对病人进行鼻前庭、口咽部、肛周、会阴、深静脉置管处的细菌培养，以便及时发现问题，给予必要措施。

（3）全环境保护。每天3次臭氧消毒房间，室内桌面、床头、墙壁、地面每天均用 1：1 000 含氯消毒液擦拭。接触病人时要用灭菌洗手液洗手。一旦发现工作人员有严重的上呼吸道感染或传染病，应禁止进入无菌层流病房。

（4）用药护理。所有口服药片必须经紫外线消毒，两面各照 30分钟。配制补液时必须认真核对，戴好无菌手套，抗生素使用时间严格按照医嘱。

2.IP　IP是造血干细胞移植后的一种严重并发症，其发生与放疗、病毒感染、卡氏肺孢菌感染、GVHD等有关，其中主要是巨细胞病毒感染。异基因造血干细胞移植后IP的发生率较高，在移植后7~10周发生，约90%的病例发生在移植后6个月内。IP的预防措施包括：放疗采用分次照射、减小剂量，同时用阿昔洛韦、阿糖胞苷等药物预防病毒感染，用复方新诺明预防卡氏肺孢菌感染。静脉注射免疫球蛋白或巨细胞病毒高效免疫球蛋白可以防止巨细胞病毒的再激活，进而降低巨细胞病毒感染的发生率及巨细胞病毒性肺炎的发生率。

（1）病情观察。①IP早期的病情观察及判断：IP病人初始阶段均有发热、干咳等轻度感冒症状，继而出现胸闷、气促、呼吸困难、胸痛，重者有明显的呼吸窘迫综合征症状，IP病人的胸部X线片显示均有不同程度的间质性病变，呈毛玻璃样改变；肺功能检查示限制性通气功能障碍、肺弥散功能下降；动脉血气分析示低氧血症。因此必须认真观察病人的体温变化，对其主诉的咽痒、突发性干咳、流涕等感冒症状予以足够的重视，并注意其轻度感冒症状是否进展为频繁干咳、胸闷、气促，争取巨细胞病毒性肺炎的早期预防、早期发现、早期诊治。②严密观察水、电解质及酸碱平衡状况：准确记录24小时出入量，定时检测肾功能，观察各项血、尿化验结果，以了解巨细胞病毒感染及抗病毒药物对肾功能的影响。尿量的减少、补液过多和电解质紊乱可进一步加重心肺负荷，导致心肺衰竭。③观察胃肠道反应：巨细胞病毒感染及大剂量糖皮质激素的使用易引起消化道溃疡，使病人出现便血或穿孔；使用双相气道正压呼吸机易引起腹胀、呕吐。因此必须认真观察病人有无呕血、黑便、腹痛、腹胀等症状。

（2）氧疗的护理。IP病人病程进展期在未吸氧状态下动脉血氧分压（PaO_2）低。严密观察经鼻塞、面罩吸氧后病人低氧血症是否得到纠正，若未纠正则用双相气道正压呼吸机通气纠正低氧血症。护士必须严密观察呼吸频率、节律、血氧饱和度、心率、血压等变化，必要时予心电监护，定时检测动脉血气分析，密切观察氧疗效果，注意有无氧中毒等不良反应。必要时配合医生行气管插管、机械通气，并保持呼吸道及用氧管道的通畅及固定良好。在氧疗过程中密切注意病人的神志、面色、喘息及发绀的改变程度，有异常及时通知医生。一般 PaO_2：大于60 mmHg[*]时，氧流量维持在5~8 L/min；若PaO_2小于60 mmHg，及早采用双相气道正压呼吸机辅助通气。

（3）双相气道正压呼吸机的应用和护理。①正确使用双相气道正压呼吸机：IP病人呼吸窘迫期通常气道阻力较高，而双相气道正压呼吸机可提供两种不同的压力支持通气，即吸气相和呼气相。护士必须熟悉呼吸机性能，掌握正确的操作方法：试机检查电源、呼吸机的各种管道和运转功能是否完好，准备好必要的抢救器材如吸痰器、气管插管导管等。初次使用双相气道正压的病人较难适应，若强行使用会导致不自主的吞咽动作造成胃胀气，故对初用者应从低压力开始，逐渐增加压力，以保证病人从自主呼吸到面罩辅助呼吸的平衡过渡，指导病人进行缩唇腹式呼吸，以增加肺泡通气量。可对初次使用的病人发出"吸……呼……吸……呼……"的口令，指导病人深而慢地有节律呼吸。②保持呼吸道通畅，指导病人有效排

---

* 1 mmHg=0.133 kPa。

痰：鼓励病人做有效的咳嗽、咳痰及缩唇呼吸，协助病人拍背排痰，以防痰液阻塞气道。对咳嗽无力者及时吸痰，及时给予糜蛋白酶加生理盐水氧气雾化吸入，必要时经口或鼻机械吸痰、纤维支气管镜吸痰等。注意保持气道湿润，及时添加、更换氧气湿化水，给予病人舒适的体位，避免湿化管道扭曲、折叠、堵塞。做好口腔护理，去除口腔异味，保持口腔清洁。

（4）用药护理。①三联抗病毒药物的应用：包括更昔洛韦或赛维美、膦甲酸钠、丙种球蛋白。更昔洛韦、膦甲酸钠可引起肝肾功能损害、电解质紊乱及局部组织刺激。因此应按时给药、缓慢静滴（＞1小时），注意间隔时间（4~6小时），并观察肝肾功能、电解质检测指标，嘱病人多饮水，减少肝肾毒性。指导病人治疗期间每天饮水量2 000 ml 以上，补液量2 500 ml 以上。此外，注意防止药物渗漏，以免引起局部疼痛及静脉炎。②大剂量糖皮质激素冲击疗法：大剂量糖皮质激素冲击疗法是在 IP 起始阶段减少肺间质渗出、改善通气的常用方法，一般静脉滴注甲泼尼龙 40~120 mg，3~4次/天。大剂量糖皮质激素易引起机体水、电解质、胃肠道和内分泌功能紊乱。因此必须认真观察病人的24小时出入量、电解质及血糖检测结果，仔细观察病人大小便、呕吐物的色、味、量，同时遵医嘱按时给予护胃药。大剂量糖皮质激素冲击疗法中还应观察病人有无口腔真菌感染的发生。

（5）休息与体位。IP病人均有不同程度的低氧血症，因此有轻微胸闷气促者可卧床休息，IP进展期因呼吸困难加重，应绝对卧床休息，可抬高床头或予半卧位，背部、双膝下垫软枕，以使病人节力为原则，同时为病人创造一个安静、舒适、清洁的环境，以便于休息。

3.VOD　VOD具有肝功能异常、肝大或右上腹肝区疼痛、黄疸、腹水等特征，这是由于肝腺泡第三区带内皮和肝细胞损伤所致。VOD在造血干细胞移植者中发生率为5.3%，多在移植预处理之后3周内出现，异基因造血干细胞移植发生率高于自体造血干细胞移植。严重的VOD通常伴有肾功能衰竭、肺水肿和脑病，98%的病人在100天内死亡。预防VOD最有效的方法包括：有活动性肝炎者，应推迟移植时间，尽可能降低细胞毒性药物的剂量；延长白消安和环磷酰胺联合用药的间隔时间，分次全身照射，降低剂量率；优选同基因和人类白细胞抗原配型完全相合无关供者移植等。VOD目前尚无特效的治疗方法，其治疗主要是支持和保肝疗法，包括成分血的输注，以维持最适宜血流量，改善肾脏血流灌注，调节电解质平衡，适当应用利尿剂，以减少水钠潴留，防治肝性脑病，有感染时应用足量、有效抗生素治疗，并尽可能停用一切对肝脏有害的药物等。

（1）观察及判断病情。造血干细胞移植后每天密切观察病人生命体征、皮肤黏膜出血情况、口腔及肛周有无感染、皮肤及巩膜是否黄染、肝脾是否肿大以及腹部体征等；每天定时测体重；每周查肝肾功能2~3次。如果有以下任意2项且除其他原因引起的肝损害者，则判断为VOD：①肝大或肝区及上腹疼痛。②黄疸、血清总胆红素在34.2 μmol/L 以上。③发生腹水或不明原因体重增加2%以上。

（2）VOD 病人腹水的护理。①体位：腹水轻者，尽可能取平卧位以增加肝血流量。腹水严重者，采取舒适的半卧位，目的是使横膈下降，增加肺活量，减少肺瘀血，有利于呼吸运动，减轻呼吸困难、心悸等症状。②密切观察腹水情况：每天清晨测量腹围和体重，测量体重应选择在病人早餐前以及大小便之后。每天准确记录出入量，特别注意观察尿的颜色，监测尿的比重，并根据出入量随时调整肠内外营养摄入计划。③保持皮肤完整性：当病人伴有水肿、腹水时，腹部呈膨隆状，腹壁皮肤紧张甚至发亮。此时病人皮肤受压容易破损，进而发生皮肤感染。因此，当病人腹部、阴囊、下肢等出现水肿时，用棉垫或海绵垫垫在受压部位，以改善血液循环，防止受压部位皮肤破损。

（3）饮食护理。每日监测出入量，每周监测电解质、肝肾功能等，以评估病人的营养状况，不断调整饮食。总的原则是给予高热量、高维生素、纤维少、易消化、无刺激性的食物，并适当限制动物脂肪的摄入。如果血氨偏高或伴有脑病的病人应限制蛋白质的量或禁食蛋白质，待病情好转后逐渐增加蛋白质的摄入。腹水病人应给予低盐或无盐饮食，腹水严重者应限制每日的食物摄入量。饮食能量维持在1 500~2 000 kcal*/d。

（4）VOD 伴脑病的护理。注意观察病人是否有性格行为特征以及睡眠习惯的改变，若有，则提示病人有脑病先兆。此时应尽快报告医生，及早处理，以免病情恶化。另外，注意每天检测血氨浓度。当病人昏迷时，护士要

---

* 1 kcal=4.186 kJ。

严格按昏迷期护理常规对病人进行全面的护理，特别注意观察生命体征及神志的变化，并加强口腔、呼吸道、泌尿道以及皮肤等的护理，防止并发感染而加重肝昏迷。另外，给予病人合适的体位防止吸入性肺炎和窒息；加用床档，防止坠床。

（5）用药护理。主要采用前列腺素E_1（PGE_1）防治VOD。病人在预处理阶段就开始预防性使用PGE_1，当VOD症状出现时，PGE_1的用量由200 μg/d增加到400 μg/d。护士在输液过程中一定要注意输液速度，一般控制在20滴/分，PGE_1有抑制血小板聚集的作用，应密切观察病人全身的出血情况，并监测血象。注意观察利尿剂的应用情况，准确记录尿量，利尿剂的使用应根据病人的水肿及病情的变化而定，若VOD已伴有脑病时，应慎用利尿剂。在治疗VOD脑病时，可用降氨药物谷氨酸钠和精氨酸。在输注精氨酸时注意控制输液速度，若过快会引起流涎、面色潮红、呕吐、尿少等不良反应。免疫抑制剂（如环孢素A）也有预防GVHD的作用，但对肝功能有损害。当VOD发生后因肝功能受损而使免疫抑制剂减量甚至停用，则有可能导致GVHD的发生。因此，在VOD的用药过程中，护士要注意观察皮肤颜色、皮疹出现情况以及腹泻等GVHD的典型表现。

4.HC　造血干细胞移植后合并HC十分常见，发病率为7%~68%，其临床表现多样，从镜下血尿、肉眼血尿，到合并血凝块，甚至引起肾功能衰竭和导致死亡。急性HC（移植4周内）多与预处理时期的化疗药物毒性以及血小板减少有关；迟发性HC（移植4周后）则与病毒感染及急、慢性GVHD有关。有镜下或肉眼血尿伴尿频、尿急、尿痛等尿路刺激征表现，排除细菌感染，即可诊断HC。HC的预防和治疗包括：①大量输液：每天补液6 000 ml以上，碱化尿液（使尿液pH值≥7），强迫利尿，同时鼓励病人每小时排尿，昼夜输液量要均匀，使尿量＞250 ml/h。②抗病毒治疗（如预防BK病毒感染）。③对症支持治疗：应用解痉、镇痛药；有效输注血小板，迅速提高血小板计数；输注凝血因子X、Ⅳ及重组活性凝血因子Ⅶ，膀胱内灌注透明质酸钠、粒细胞-巨噬细胞集落刺激因子、口服雌激素等方法。④外科治疗：适用于无法用保守性治疗获得改善的重度HC。

（1）疼痛的护理。病人排尿时伴有血块导致尿痛。疼痛较轻时可与病人多交流，谈及其感兴趣的话题，或让其听音乐、看电视或报纸等转移其注意力。剧烈疼痛时遵医嘱给予东莨菪碱、曲马多、布桂嗪等缓解疼痛。应用镇痛剂生效时可让病人睡眠以补充体力。

（2）尿频、尿急的护理。病人几乎每0.5~2分钟即须小便，并且非常急，嘱病人在床上用小便器小便，2个小便器交替使用，用1：200的含氯消毒液浸泡小便器30 min/d，以免发生尿路感染。或使用专用接尿器。

（3）保证出入量平衡。嘱病人进食高热量、含维生素丰富、易消化的饮食，忌辛辣、刺激性食物。鼓励病人多饮水（4 000~5 000 ml/d），以增加尿量，稀释尿液、减轻梗阻。适当增加补液量。每日要严格记录出入量，如尿液减少，及时报告医生，以免发生尿潴留。仔细观察病人每次尿液的颜色。

（4）预防感染。由于病人处于移植后血象未恢复阶段，加之有尿频、尿急等症状，每日要更换床单、被套及内衣裤，如果病人尿湿床单应及时更换以免发生尿路感染。用0.5%碘伏消毒尿道口或包皮3 次/天，做好会阴部护理。

（5）防止电解质紊乱。定期检查电解质的变化，及时予以纠正，以防大剂量补液而出现稀释性低钠、低钾血症；或排尿量过少出现水钠潴留、高钾血症。应加强临床观察，注意病人意识、心率、心律、血压、肌张力变化及有无腹胀、恶心、呕吐等消化道症状。发现异常及时报告医生并积极处理。

（6）留置导尿管及膀胱冲洗的护理。当血块堵塞尿道口时，及时插导尿管留置导尿并给予膀胱冲洗，每天更换一次性尿袋。更换时尿管的接口处用0.5%碘伏消毒后再衔接，衔接要牢固。在翻身及各项治疗、护理操作过程中，注意引流管及尿袋的位置，避免导尿管受压、脱出及尿液反流入膀胱。同时为防止膀胱局部黏膜缺血、坏死，导管气囊放气 1 次/周，30分钟/次，以缓解持续的局部压迫。同时要严密观察尿液的颜色及量。必要时做细菌培养。病人持续肉眼血尿伴血块，有时堵塞尿道致排尿不畅，必要时持续冲洗膀胱以有效地稀释浓稠血尿避免梗阻。冲洗液用呋喃西林溶液或生理盐水加抗病毒药物如利巴韦林等，或重组人粒细胞集落刺激因子注射液等以促进膀胱上皮细胞生长。

5.GVHD　由于造血干细胞移植后供者和受者之间除人类白细胞抗原一致外，还存在免疫遗传学差异，故会造成GVHD。GVHD是异基因造血干细胞移植最主要的并发症之一，接受异基因造血干细胞移植后100天内出现的皮炎、肝炎、肠炎等临床征象，称为急性移植物抗宿主病（aGVHD），而移植100天后发生的称为慢性移植物抗宿主病（cGVHD）。aGVHD可表现为皮肤损害、胃肠道损害、肝脏损害，以及其他系统受累表现（如发热，心脏、心包、血管的受侵，体重下降，贫血、血小板减少及白细胞降低等）。cGVHD主要累及皮肤、口腔、眼部、肝、肺、造血系统。

（1）一般护理。病人外周血中性粒细胞$<0.5 \times 10^9$/L时仍居住在层流洁净病房，实行全环境保护性隔离。当外周血中性粒细胞$>0.5 \times 10^9$/L时，可逐渐过渡到无污染、阳光充足、空气流通的普通单人房间，每日至少早晚通风一次。根据病人的具体情况，实施保护性隔离措施，严格执行无菌操作。严密观察生命体征，注意皮肤、口腔、肝和胃肠道受累及变化情况。病人以卧床休息为主，根据体力适当活动。根据病人发生GVHD的程度不同，给予相应清淡、易消化、营养丰富的饮食。

（2）皮肤GVHD的观察护理。皮肤GVHD表现一般发生在外周血的血象有所恢复时，通常是aGVHD最早出现的症状，轻度症状仅表现为皮肤出现红色皮疹或丘疹，色泽暗红、略高出皮肤，可伴或不伴瘙痒，如排斥得不到控制，皮疹发展成水疱，最后水疱水解，出现坏死。为此，异基因造血干细胞移植后，应每日查看病人手掌（特别是大小鱼际）、耳后、面部、颈部、脚心皮肤，这些部位往往最容易出现皮肤aGVHD表现，一旦发现，应正确及时按医嘱用药，观察皮疹发生的部位，每班记录皮疹范围及颜色的变化。此阶段因病人抵抗力低下易导致皮肤感染，护士应协助病人用温水清洗皮肤，保持全身皮肤清洁，嘱病人勿用手抓挠皮肤，禁忌冷、热敷，每日更换衣裤、床单、被套、枕套，选用柔软、宽松的衣裤，后期皮肤脱屑变薄，易出血，除每日用温水清洗外，还应涂以无刺激性的护肤品，保持皮肤湿润。

（3）肠道GVHD的观察护理。肠道症状是aGVHD的主要症状，常在皮肤症状之后出现，一般为移植10天后发生，部分病人也可不出现皮肤症状而直接表现为腹泻，主要表现为反复多次的褐绿色水样便，重者呈血水样便，可伴腹痛。应密切观察病人腹痛、腹泻情况，一旦发生，及时报告医生，同时正确记录腹泻的次数，大便的性状、颜色，选用白色或透明量杯测量大便量，以便观察大便的颜色，大便气味也与病情变化有关，应注意观察。病人因长期禁食，解出水样便应为肠液，病情不严重时仅有肠液气味，若有腥味时，提示病情加重，此时因排斥反应引起肠黏膜脱落，水样便中可出现絮状物。水样便反复刺激肛周，极易出现肛周感染，应加强肛周护理，便后选用无菌柔软的面巾纸擦拭肛门口，并用1∶2 000氯己定液清洗肛周，再用无菌小毛巾擦干，肛周涂以红霉素等抗菌软膏或涂以烧伤软膏，以保护皮肤，防止感染。腹泻量大于每日30 ml/kg 时禁食、禁饮，行胃肠减压，静脉给予高营养液补充能量。

（4）肝GVHD的观察护理。肝aGVHD表现一般最后出现，临床上主要表现为肝功能异常，巩膜、皮肤黄染，指征为胆红素、谷丙转氨酶、碱性磷酸酶增高，其中胆红素为主要评价项目。巩膜黄染一般最早出现，护士应每日查看病人巩膜、皮肤有无黄染，注意肝功能报告，特别是胆红素指征变化。

（5）口腔黏膜GVHD的观察护理。病人有不同程度的口腔溃疡，口腔和腭部有白条纹状改变，也有口腔黏膜红斑、进行性溃疡。溃疡可引起口腔疼痛造成进食困难，有时仅表现为口干，对热和辛辣食物敏感，主要是因为口腔腺体被破坏。有的出现口腔黏膜变薄、皮革样改变和张口困难。首先叮嘱病人进食温热、无刺激的半流质饮食，以免刺激口腔黏膜引起疼痛，不要吃过硬的食物，避免食物与黏膜的摩擦加重溃疡。口腔溃疡严重影响进食时，在餐前先用凉开水漱口，然后用 2%利多卡因20 ml+氯化钠注射液250 ml配成漱口液，每次含漱20~30 ml，可减轻进食疼痛。除此之外，每餐后先用生理盐水漱口。因为口腔 cGVHD 多为糜烂性溃疡，分泌物较多，假如不保持口腔清洁，就达不到好的治疗效果。严重者用表皮生长因子稀释液含漱，睡觉前用表皮生长因子软膏涂于溃疡表面，使其形成一层膜状物，减少分泌物又能促进溃疡愈合。还可给予紫外线治疗仪照射口腔糜烂处，1次/天。

（6）眼部护理。尽量避免强光刺激，外出时戴墨镜，经常用热毛巾热敷双眼，促进眼的血液循环，然后用滴眼液滴眼，既能减轻眼干的症状又可预防感染，但尽可能不要用手或毛巾揉眼睛，减少对眼的刺激。

（7）其他症状观察护理。移植后应注意病人的体温变化，如出现体温升高而血培养阴性，应警惕 aGVHD的出现，做好高热护理。同时，密切观察有无其他aGVHD症状出现。还有少数病人移植后出现胃脘部疼痛、食欲不振、恶心、呕吐，使用助消化药物疗效不佳，改用抗排斥药物后可减轻。

（8）疼痛的护理。如果病人全身皮肤损伤 90%以及口腔黏膜糜烂，会引起疼痛不适，向病人解释疼痛的原因，解除其紧张的情绪，帮助病人采取有效的方法应对，如嘱病人多看电视或听音乐，多与别人聊天交谈，以分散病人的注意力，提高对疼痛的耐受性。疼痛剧烈时，遵医嘱给予止痛药镇痛，减轻病人的痛苦。

（9）心理护理。病人发生GVHD，病情重，躯体及心理承受着巨大的痛苦，存在既焦虑又恐惧的心理，针对这种心态，心理护理应贯穿全过程。

【前沿进展】

造血干细胞来源的多元化

近年来造血干细胞移植的重要进展之一是造血干细胞来源的多元化。人类白细胞抗原（HLA）配型完全相合的同胞健康供者是供者来源之首选，然而，仅有大约25%的病人能找到HLA完全相合同胞供者。对无合适HLA相合同胞或家庭成员的病人，HLA相合的非血缘关系自愿供者是造血干细胞移植的选择。非血缘关系脐血具有查询迅速、无须等待且HLA要求较低的优点，但量太少，成人用量不够。对于肿瘤性疾病，若HLA单倍型相合的供、受者在基因型不同的HLA单倍体HLA-A、B、DR中有2~3个点表型相同，则总体生存率与HLA基因型完全相同的移植疗效相当，可作为供者HLA单倍体移植模式。几乎所有病人均有至少一位HLA部分相合亲属供者，包括父母、子女、同胞或表亲，因此，HLA部分相合亲属供者造血干细胞移植（MMFD-HSCT）长期以来一直受到广大医务工作者的高度重视。

【知识拓展】

造血干细胞移植的历史

人类首次进行造血干细胞移植是在1939年，一名再生障碍性贫血病人接受其血型相同兄弟的骨髓，结果未植活。1965年，一例急性淋巴细胞白血病病人在放、化疗后接受6个血缘供者的骨髓，获得持久植活。此后异体造血干细胞移植技术开始飞速发展。为克服供者不够的困难，20世纪70年代开展了自体造血干细胞移植和胎肝移植。由于外周血造血干细胞移植的移植物受肿瘤细胞的污染少，造血重建快，病人感染和出血的危险减少，抗生素和血制品的使用量也有所下降。对于骨髓已受肿瘤浸润的病人来说是一个新的、安全的干细胞来源。同时对供者而言，采集造血干细胞不须麻醉与多部位穿刺，供者比较安全，易被接受，80年代中期开展了自体和异基因外周血造血干细胞移植。1989年Gluckmsn成功地进行了首例脐血造血干细胞移植，又开辟了移植所需的造血干细胞的新来源。

第四节　CAR-T治疗病人的护理

【概　述】

CAR-T治疗是一种新型的抗肿瘤治疗方法，其通过基因编辑技术，对来源于病人自身或同种异体的T细胞进行基因修饰，使其能特异性识别并杀伤肿瘤细胞。CAR–T技术针对的靶点因疾病而异，目前主流靶点包括CD19、CD20、CD22、CDBCMA等。目前，以CD19为靶点的CAR–T治疗在血液系统疾病中应用较多。

【CAR-T的输注】

1.病人评估　在CAR-T输注前需要对病人进行详细评估，评估内容包括：是否存在活动性感染、心律失常是否能用药物控制、低血压是否需要药物支持、预处理化疗后疾病负担是否加重、是否有新发或恶化的另一种非血液系统疾病器官功能障碍等。

2.用物准备　输注CAR-T时需要一套输血装置，一般使用50~200 μm孔径的输液过滤器组。输注设备不适合使用亚微米的细菌过滤器和带白细胞滤过器的输血装置。CAR-T回输前15~30分钟可预防性使用抗过敏药物，通常使用对乙酰氨基酚衍生物和抗组胺药，如氯苯那敏或苯海拉明。个别用药指导可以由制造商提供。但是不能使用糖皮质激素，因为它可能会损伤

CAR-T产品。

3.输注方法 CAR-T输注过程中由医生和护士共同床旁监护，给予心电监护，密切观察病人生命体征及有无变态反应等，应重视病人主诉，有症状及时处理。与血液和干细胞产品一样，CAR-T输注过程中不能同时用药。选取较大、易固定的血管输注，最好是中心静脉导管。回输前后应给予生理盐水冲管，细胞液回输结束后应至少冲洗储存袋 2 次以保证足够数量的CAR-T回输进病人体内；也可将细胞液加入生理盐水中静脉滴注，滴注完毕后予以生理盐水冲管。回输的速度应该尽快，以保证细胞活性，一般要求不超过30分钟。同时护士根据治疗需要，遵医嘱抽取慢病毒拷贝标本，采血时机为 CAR-T回输前及回输后15分钟，以便于追踪 CAR-T在血液中的弥散情况。

【CAR-T治疗相关并发症的护理】

1.细胞因子释放综合征（CRS）的预防和护理 细胞因子释放综合征是CAR-T治疗后最常见的并发症，其发病率为30%~100%，CRS3级或4级的发病率为10%~30%。CRS通常发生在CAR-T输注后的1~14天，持续时间为1~10天。CRS的发生主要是由于CAR-T的激活，导致效应细胞因子如γ干扰素、肿瘤坏死因子-α和白细胞介素-2的释放，这些分子反过来能够激活单核吞噬细胞系统，并诱导产生广泛的促炎症细胞因子，从而导致C反应蛋白升高，有时还会导致高铁血红蛋白血症。重度CRS表现为发热、高铁血红蛋白血症和多器官功能障碍等。

（1）病情观察。对所有行CAR-T治疗的病人，护士参与病人治疗方案的讨论，知晓病人发生CRS的危险因素，确定高危人群，每日进行重点交接班。给予心电监测，加强巡视，严密监测病人的生命体征，每2小时一次，在回输前常规检测血清C反应蛋白、白细胞介素-6、铁蛋白等指标，回输后每日至少检测1次，及时预测重度CRS的发生。护士每日查看病人血清C反应蛋白、白细胞介素-6、铁蛋白等检测结果并记录，一旦确诊，及时配合医生处理，关注治疗效果。

（2）症状管理。①发热：发热是CRS最常见的症状，应密切监测病人体温变化，积极配合医生给予退热处理。可采取物理降温和药物降温。物理降温：在大动脉处冰敷、温水擦浴等。血液系统肿瘤病人因血小板水平低、凝血功能障碍等问题，故禁止酒精擦浴。超高热或高热持续不退的病人可使用冰毯降温，但应注意观察病人耐受程度，防止体温过低或冻伤。药物降温：主要使用非甾体抗炎药，如洛索洛芬钠片、双氯芬酸钠，慎用糖皮质激素。药物降温前后应注意观察病人血压变化，尤其是病人大量出汗时须提高警惕，防止低血压休克发生，同时应注意保持病人皮肤清洁、干燥，及时更换床单和衣物。当病人出现严重的CRS症状时，可酌情选择白细胞介素–6受体阻滞剂托珠单抗静脉注射。②低血压：给予持续心电监测，一旦发现病人心率增快、血压下降，应立即通知医生进行处置；绝对卧床休息，取休克体位，注意意识变化，准确记录24小时出入量，同时做好肢体保暖；遵医嘱在综合考虑病人心功能情况下，快速静脉补液以扩充血容量；如果以上措施仍不能有效纠正低血压或血压仍持续下降时，可遵医嘱使用血管活性类药物，期间密切观察病人血压变化，待血压稳定后，根据病人情况逐渐减量、停药。③低血氧：病人主诉胸闷或血氧饱和度<95%时，需根据缺氧程度，遵医嘱给予氧气吸入，期间注意持续监测血氧变化，保持呼吸道通畅，遵循氧疗原则由低浓度到高浓度逐渐过渡，必要时给予面罩吸氧；吸氧后低氧血症如果仍得不到纠正的病人或动脉血气分析确定有呼吸衰竭的病人，应给予无创呼吸机辅助通气，调节合适的呼吸参数并指导病人配合；当缺氧症状威胁到气道安全时应进行气管插管、气管切开给予有创呼吸机辅助通气，同时做好呼吸机辅助呼吸病人的护理。④疼痛护理：部分CRS病人回输CAR-T后会出现不同部位、不同程度的疼痛。应适时对病人的疼痛进行评估：轻度疼痛（≤3分）时，每日评估1次；中度疼痛（4~6分）时，每班评估1次，疼痛时随时评估，可给予非甾体抗炎药止痛，并观察疗效及时复评；重度疼痛（≥7分）时，每班评估1次，疼痛时随时评估，可遵医嘱给予布桂嗪、哌替啶、芬太尼、吗啡等药物止痛，使用毒麻药品时注意观察药物依赖性和成瘾性，停药时注意逐渐减量，防止突然停药导致戒断症状。

（3）用药护理。①糖皮质激素：糖皮质激素可有效降低细胞因子水平，迅速控制病人临床症状，对于重度CRS病人可酌情使用。由于糖皮质激素为免疫抑制剂，在降低细胞因子水平的同时也会大幅降低CAR-T数量，从而减弱治疗效果。故医生开具此类医嘱时，护士须谨慎，确认无误后方可执行。严格遵医嘱按时、按量给药，不随意更改剂量，关注病人血糖、夜间睡眠等情况，给予对症处理。②细胞因子拮抗剂：托珠单抗溶液呈澄清半透明状，2~8℃冰箱冷藏保存，配制前检查药液是否含有颗粒物或颜色改变；用0.9%氯化钠注射液混匀，小心倒置以免产生气泡；现配现用；输注期间观察病人是否有高血压的发生，输注完毕观察病人有无头痛、皮疹、过敏反应，一旦出现异常，立即配合医生处理。

2.神经毒性的护理　　CAR-T的神经毒性被称为免疫效应细胞相关神经毒性综合征（ICANS），也称CRES，是CAR-T输注后第二常见的不良事件，发生率为12%~55%。第一次神经症状出现的中位时间为注射CAR-T后6天（1~34天），症状持续时间一般为2~9天，也可能出现晚期并发症。ICANS的症状和体征包括精神错乱、头痛、震颤、幻觉和异常运动，以及癫痫、视盘水肿和昏迷。严重时可出现多灶性出血、脑水肿和皮质层坏死而导致死亡。

（1）护士应熟练掌握ICANS发生的时机及高风险因素，对在预处理结束后、出现高级别CRS时、持续不退的高热时以及之前存在中枢神经系统病变的病人，每班对病人进行观察与判断，尤其注意神志、意识及性格行为的改变，班班交接，并随时观察处理后的疗效及转归。

（2）抬高床头30°，避免病人误吸并增加脑静脉回流。

（3）床边备好开口器及牙垫，必要时开放气道、防止舌咬伤。

（4）遵医嘱给予冬眠合剂等镇静药，期间注意观察病人体温、意识、瞳孔，做好头部降温以保护脑细胞。

（5）做好各种护理风险评估，如预防跌倒/坠床、预防管道滑脱等。

（6）根据症状分级酌情遵医嘱使用白细胞介素-6受体阻滞剂、糖皮质激素、利尿剂等，严重时可行床旁血浆置术换治疗。

3.感染的护理　　感染也是CAR-T治疗最常见的副作用之一。大多数感染出现在CAR-T输注后30天内，多为细菌感染，在较小程度上是呼吸道病毒感染。超过30天，病毒感染占主导地位，包括呼吸道病毒感染、巨细胞病毒血症和肺炎。晚期感染可反映长期免疫球蛋白缺乏（在第90天高达46%）以及淋巴细胞减少。

预防感染发生应做到：给予保护性隔离，做好环境护理，严格执行探视制度；仔细观察口腔黏膜及肛周皮肤变化。感染发生时，遵医嘱使用抗生素，必要时留取病人血培养标本，可多次、多部位进行采样；同时做好用药护理及发热时护理。

4.肿瘤溶解综合征护理　肿瘤溶解综合征（tumor lysis syndrome，TLS）是由各种原因造成病人肿瘤细胞大量破坏，细胞内物质快速释放入血，代谢产物在体内蓄积，引发高钾血症、高磷血症、高尿酸血症和低钙血症等突出症状，严重时可发生急性肾功能衰竭的综合征。对TLS病人实施护理时要密切观察心率、心律变化，追踪各项检验指标以及肺部、神经系统征象，病人体质指数、腹围、出入量等，必要时给予连续性肾脏替代疗法（CRRT）治疗。

第五节　经外周置入中心静脉导管的护理

【概　述】

经外周置入中心静脉导管（PICC）指经外周静脉（贵要静脉、肘正中静脉、头静脉）穿刺置入中心静脉导管，其导管尖端最佳定位于上腔静脉下1/3段与右心房交界处，用于为病人提供中长期的静脉输液治疗（7天至1年），也可用于血液标本采集。其适应证包括：①缺乏外周血管通路又须长期静脉输液的病人。②须反复输血或血制品、胃肠外营养的病人。③输注强刺激性、发疱性药物的病人（如化疗药）。④输注高渗透性药物（如20%甘露醇等）的病人。⑤安置中心静脉导管风险较高的病人。⑥早产儿、低体重新生儿。禁忌证包括：①穿刺部位有损伤或感染。②在预定插管部位既往有照射治疗史、静脉血栓形成史、外伤史或血管外科手术史。③对所使用导管材料过敏。④不配合治疗。⑤曾接受乳腺癌根治术加腋下淋巴结清扫术后的患侧上臂静脉。⑥血管顺应性差。⑦上腔静脉综合征。⑧已有或疑似有菌血症或败血症。

【置管护理】

1.敷贴的更换　穿刺后第一个24小时更换敷贴，观察穿刺点有无异常。当穿刺点无渗血、渗液时，宜选用透明敷贴，以便日常观察局部情况。使用透明敷贴者，置管24小时以后穿刺局部无异常（穿刺点无渗血、渗液，贴膜无污染、卷边、脱落）则每7天更换1次；至少每天检查一次导管及周围情况，若出现异常情况随时更换敷贴。更换敷贴时应严格执行无菌操作，揭去敷贴时应由下而上，以免将导管拔出，同时采取与皮肤成零角度的方法揭除敷贴，以减少医用敷贴相关性皮肤损伤。粘贴新敷贴前，皮肤消毒液应充分干燥：氯己定至少待干30秒，碘伏应至少待干1.5分钟。

2.冲管和封管

（1）冲管。在输液结束后、两种药物之间、输注血液制品或脂肪乳等黏滞性药物以后，连续输液的病人应每12小时冲管一次。用大于10 ml的注射器抽取生理盐水，先抽回血，然后采用脉冲式冲管。非输液期间每7天冲管一次。冲管液应选择生理盐水，若输注的药物（如两性霉素B等）不溶于盐水时，可先用5%葡萄糖溶液冲管后，再用生理盐水冲管。

（2）封管。用生理盐水冲管后，用10 ml以上注射器抽取生理盐水或肝素稀释液（0~10 U/ml）进行正压脉冲式封管。脉冲式封管技术的要点：①推注的速率应相同；②推注的力度约为每频幅1 ml。正压技术的要点：①推注结束时注射器内保留少量冲管液（0.5~1 ml）。②推注结束后，先夹闭导管开关再移除注射器。

3.并发症的处理　PICC相关并发症及其处理见表10-4和表10-5。

表 10-4　PICC 穿刺时的并发症及其处理

并发症	处理
置管口渗血或水肿	避免肢体活动过度，若血小板水平过低，可局部冰敷或局部加压固定止血
送管困难	嘱病人放松，调整位置，减慢送管速度，局部热敷或边推生理盐水边送管
误伤动脉	立即拔出导管，局部加压包扎止血
导管异位	改变体位，或用5~10 ml生理盐水快速冲管，然后重新定位，确定在正确位置后方可使用
心律失常	置管前准确测量长度，避免插入导管过长，必要时退出少许导管

表 10-5　PICC 留置期间的并发症及其处理

并发症	处理
机械性静脉炎	穿刺前选择型号合适的导管，一旦发生，嘱病人休息，抬高患肢，局部外敷，视情况考虑是否拔管
细菌性静脉炎	严格执行无菌操作，抽取血进行血培养，分泌物做细菌培养。拔出导管或更换导管
血栓性静脉炎	静脉血管彩超检查、局部热敷，在病情许可下抗凝、溶栓，酌情拔管
导管移位	做X线定位，评估导管功能，必要时原位置换，不能将外移导管重新置入
导管阻塞	评估病人体位是否恰当，导管是否打折，用10 ml注射器缓慢回抽，观察有无回血或血凝块，如为血性堵管，可根据病情用尿激酶溶解，必要时行原位置换。切忌用暴力推注，以免引起导管破裂或栓塞
导管断裂	体外部分断裂，立即拔出导管或予以更换导管；体内部分断裂，病人立即制动，用手指按压导管远端的血管或于腋部扎止血带，并立即联系介入科取出导管
导管相关感染	手卫生、氯己定皮肤消毒、最大无菌屏障预防措施、避免插入股静脉、无须留置时及时拔除导管

4.健康教育

（1）置管侧手臂不可提重物，弯曲动作轻柔，勿用力过大。

（2）脱衣服时先脱未置管侧，再脱置管侧手臂，穿衣服时则相反。

（3）沐浴时用保鲜膜缠绕皮肤，以超过置管处敷贴上下5 cm，紧贴皮肤为宜，可淋浴，不可盆浴，注意勿浸湿置管处敷贴。

（4）若穿刺手臂红、肿、疼痛、臂围增粗须立即就医；敷贴脱落、卷边、起翘、浸湿应立即更换。

（5）定期冲管，如遇阻力，不可强行推注。

（6）置管侧手臂不可测量血压。CT检查时严禁经PICC注入造影剂，防止导管破裂。

（7）避免衣袖太紧，不可游泳。

（8）每天饮水2 000 ml以上，以免血液黏稠度增高、血流速度缓慢。

（9）带管活动屈肘时注意导管与托盘连接处是否打折，一旦在家中发生断管，应保持冷静，不要紧张，立即停止手臂活动，防止体外导管移位进入体内，及时就医处理。

【前沿进展】

腔内心电图定位法用于 PICC 尖端定位

目前PICC尖端定位的金标准是置管后胸部X线定位。但该方法由于胸部X线片的清晰程度不同,有时难以辨别导管尖端的位置,对于胸部X线片上导管尖端的理想位置目前还存在争议。同时,该方法须在PICC置管术后进行,无法进行导管位置的实时调整,可能延误病人用药时机,而且增加了辐射暴露机会,在后续调整导管位置时,也可能增加导管污染的机会,同时也增大了护士工作量。因此,一些新的定位技术成为研究的热点,其中就包括腔内心电图定位法(EKG)。Pittiruti等首次将EKG技术成功用于前端开口导管及前端封闭的三向瓣膜式PICC尖端定位。后续大量研究证明,经心电图引导PICC尖端定位准确率高,有良好的安全性和可行性。EKG根据置管过程中心房P波的变化来判定导管尖端的位置,采用导管内金属导丝或推注生理盐水两种方法引导出心电图P波变化来指导尖端定位。当 PICC 尖端接近右心房时,P波逐渐升高,到达右心房入口时P波振幅最大,当PICC尖端进入右心房时,出现双向P波及倒置P波。

第六节　骨髓穿刺术的护理

【目　的】

1.采取骨髓进行骨髓象检查,协助诊断血液系统疾病、传染病及寄生虫病,以及作为某些遗传代谢性疾病和感染性疾病的辅助诊断;判断疾病预后及观察治疗效果。

2.了解骨髓造血功能,作为应用抗癌药物及免疫抑制剂的参考。

3.通过骨髓穿刺注射药物或采集骨髓进行骨髓移植。

【适应证】

1.各种血液系统疾病的诊断、鉴别诊断及治疗随访。

2.传染病及寄生虫病、败血症等。

3.不明原因发热的诊断与鉴别诊断。

【禁忌证】

1.凝血功能障碍。

2.穿刺部位局部感染。

【护　理】

1.术前护理

（1）解释。向病人说明穿刺的目的、意义及操作过程，消除病人的恐惧心理，使其积极配合操作。

（2）化验及药物过敏试验。查出/凝血时间。了解相关麻醉药的过敏史，若用普鲁卡因做局部麻醉，病人须做皮试。

（3）用物准备。骨髓穿刺包、玻片、无菌注射器、培养基、无菌手套、所需药物等。

（4）体位准备。根据穿刺部位协助病人采取适宜的体位，于胸骨、髂前上棘做穿刺者取仰卧位，前者需用枕头垫于背后，以使胸部稍突出；于髂后上棘做穿刺者取侧卧位或俯卧位；取棘突为穿刺点者则取坐位，尽量弯曲，头俯屈于胸前时棘突暴露。

2.术中护理

（1）穿刺时协助病人保持正确的穿刺体位，避免移动以防针头折断，儿童尤为重要。

（2）穿刺时应严格执行无菌操作，以免发生骨髓炎。

（3）穿刺过程中应观察病人的面色、脉搏、血压的变化，如发现病人精神紧张、大汗淋漓、脉搏快等休克症状时，应立即报告医生，并停止穿刺，协助处理。

（4）协助医生留取所需的骨髓标本，督促标本送检，协助医生进行骨髓涂片。

3.术后护理

（1）解释。向病人解释术后穿刺点会有暂时的疼痛，消除病人的紧张情绪。

（2）观察。穿刺后应局部加压，至少须按压5分钟，并观察穿刺部位有无出血。

（3）保护穿刺处。指导病人72小时内保持穿刺处敷料清洁、干燥，多卧床休息，勿用手搔抓伤口，敷料被汗水浸湿或脱落后及时消毒伤口更换敷料，以免污染伤口引起局部感染。

第七节 腰椎穿刺术的护理

【目　的】

1.通过检查脑脊液的性质，协助诊断是否有血液及非血液系统疾病的中枢损害，如出血、中枢神经系统白血病等。

2.测定颅内压力、了解蛛网膜下腔有无阻塞。

3.鞘内注射化疗药物，以预防或治疗恶性血液系统疾病对中枢神经系统的损害。

【适应证】

1.中枢神经系统炎症性疾病的诊断与鉴别诊断，包括化脓性脑膜炎、结核性脑膜炎、病毒性脑膜炎、霉菌性脑膜炎、乙型脑炎等。

2.脑血管意外的诊断与鉴别诊断，包括脑出血、脑梗死、蛛网膜下腔出血等。

3.肿瘤性疾病的诊断与治疗。

4.区别阻塞性和非阻塞性脊髓病变。

5.早期颅内高压的诊断性穿刺。

【禁忌证】

腰椎穿刺没有绝对禁忌证，但在以下情况中应慎用。

1.颅内占位性病变，特别是有严重颅内压增高或已出现脑疝迹象以及高颈段脊髓肿物或脊髓外伤的急性期。

2.严重血小板减少、有严重的凝血功能障碍（如血友病病人）或有出血的高危因素（如持续抗凝治疗）。

3.疑似硬膜外脓肿。

4.开放性颅脑损伤或有脑脊液漏。

5.败血症或穿刺部位的皮肤、皮下组织或脊柱有感染。

【护　理】

1.术前护理

（1）解释。向病人说明穿刺的目的、意义及操作过程，消除病人的恐惧心理，使其积极配合操作。

（2）了解相关麻醉药的过敏史,若用普鲁卡因做局部麻醉,病人须做皮试。

（3）用物准备。腰椎穿刺包、压力表包、无菌试管、无菌手套、所需药物等。

（4）病人准备。指导病人排空大小便，在床上静卧15~30分钟。病人去枕侧卧，背齐床沿，屈颈抱膝，使脊柱尽量前屈，以增加椎间隙宽度。

2.术中护理

（1）穿刺时协助病人保持正确的穿刺体位，避免移动以防针头折断，儿童尤为重要。

（2）穿刺过程中应严格执行无菌操作，以防颅内感染。

（3）须随时注意观察病人的意识、瞳孔、脉搏、呼吸的改变，并注意倾听病人的主诉，如有头痛、头晕等应立即报告医生，停止操作，并协助抢救。

（4）协助医生留取所需的脑脊液标本，督促标本送检，协助医生测脑脊液压力。

3.术后护理

（1）体位。嘱病人术后去枕平卧4~6小时，不可抬高头部，以防穿刺后反应如头痛、恶心、呕吐、眩晕等。

（2）病情观察。观察有无头痛、腰痛等穿刺后并发症。对于颅内压低的病人，嘱病人多饮水或静脉滴注生理盐水；对于颅内压高的病人，腰椎穿刺术后要注意观察血压、脉搏和呼吸变化，警惕脑疝的发生。

（3）保护穿刺处。保持穿刺部位的纱布干燥，观察穿刺处有无渗血及渗液，24小时内不宜淋浴。

4.鞘内注射化疗药物的护理　协助病人采取头低抱膝侧卧位，协助医生做好穿刺点的定位和局部的消毒与麻醉；术中推注药物速度宜慢，密切观察病人瞳孔、意识、血压等变化；拔针后局部予以无菌纱布覆盖、固定，嘱病人去枕平卧4~6小时，注意观察有无头痛、呕吐、发热等化学性脑膜炎症状。

参考文献

［1］曹履先，陈虎.骨髓移植学［M］.北京：军事医学科学出版社,2008.

［2］陈灏珠，林果为，王吉耀.实用内科学：下册［M］.第14版.北京：人民卫生出版社,2013.

［3］葛均波，徐永健.内科学［M］.第8版.北京：人民卫生出版社,2013.

［4］冷亚美，刘霆，王颖莉.血液科护理手册［M］.第2版.北京：科学出版社,2015.

［5］李小寒，尚少梅.基础护理学［M］.第5版.北京：人民卫生出版社,2012.

［6］何广胜，吴德沛，孙爱宁，等.WHO 2008年骨髓增生异常综合征诊断与分型修订解读［J］.中国实用内科杂志,2010,30(5):416-421.

［7］侯明.妊娠合并原发免疫性血小板减少症的诊治概要［J］.中华血液学杂志,2015,36(1):85-86.

［8］黄晓军.造血干细胞移植展望［J］.中国实用内科杂志,2014,34(2):97-100.

［9］刘芃芃，刘霆.妊娠合并血液肿瘤疾病的处理［J］.实用妇产科杂志,2016,32(9):658-661.

［10］王丽华，陈冠伊，吴靖辉，等.深度单采红细胞术治疗真性红细胞增多症的临床疗效分析［J］.中国输血杂志,2019,32(6):525-527.

［11］王伟，李娜，袁君，等.红细胞输注无效原因的分析［J］.临床输血与检验,2020,22(6):649-652.

［12］中华医学会血液学分会血栓与止血学组，中国血友病协作组.血友病治疗中国指南(2020年版)［S］.中华血液学杂志,2020,41(4):265-271.

［13］张川，张伶俐，王晓东，等.全球妊娠期用药危险性分级系统的比较分析［J］.中国药学杂志,2016,51(3):234-238.

［14］张川莉，王娟，谭鹰，等.冷冻新鲜芦荟漱口液预防造血干细胞移植病人口腔黏膜炎的效果［J］.中华现代护理杂志,2015,21(2):225-227.

［15］李婕，漆洪波.美国妇产科医师学会《新生儿脐带结扎时间》要点解读［J］.中国实用妇科与产科杂志,2015,31(6):481-484.

［16］李克佳.PICC导管尖端定位方法的研究进展［J］.护理研究,2020,34(19):3471-3474.

［17］冯书贤，程坚.造血干细胞移植后的神经系统并发症及诊治进展［J］.东南大学学报（医学版),2015,34(2):285-290.

［18］中国医师协会血液科医师分会，中华医学会血液学分会，中国医师协会多发性骨髓瘤专业委员会.中国多发性骨髓瘤诊治指南（2020年修订）［S］.中华内科杂志,2020,(5):341-346.

［19］中华医学会围产医学分会.妊娠期铁缺乏和缺铁性贫血诊治指南［S］.中华围产医学杂志,2014,17(7):451-454.

［20］中华医学会血液学分会.骨髓增生异常综合征诊断与治疗中国专家共识(2014年版)［S］.中华血液学杂志,2014,35(11):1042-1048.

［21］中华医学会血液学分会血栓与止血学组,中国血友病协作组.血友病诊断与治疗中国专家共识（2017年版）［S］.中华血液学杂志,2017,38(5):364-370.

［22］中华医学会血液学分会.慢性髓性白血病中国诊断与治疗指南（2020年版）［S］.中华血液学杂志,2020,41(5):353-364.

［23］中华医学会血液学分会红细胞疾病(贫血)学组.静脉铁剂应用中国专家共识（2019年版）［S］.中华血液学杂志,2019,40(5):358-362.

［24］中华医学会血液学分会血栓与止血学组.血栓性血小板减少性紫癜诊断与治疗中国专家共识（2012年版）［S］.中华血液学杂志,2012,33(11):983-984.

［25］秦平,侯明.成人原发免疫性血小板减少症诊断与治疗中国专家共识（2016年版）［S］.中华血液学杂志,2016,37(2):89-93.

［26］中华人民共和国国家卫生和计划生育委员会.中华人民共和国卫生行业标准:静脉治疗护理技术操作规范：WS/T 433—2013［S/OL］.［2013-11-14］.http://www.nhc.gov.cn/ewebeditor/uploadfile/2014/12/20141212142815390.PDF.

［27］ALWAN F,VENDRAMIN C,VANHOORELBEKE K,et al.Presenting ADAMTS13 antibody and antigen levels predict prognosis in immune-mediated thrombotic thrombocytopenic purpura［J］.Blood,2017,130(4):466-471.

［28］ARBER D A,ORAZI A,HASSERJIAN R,et al.The 2016 revision to the World Health Organization classification of myeloid neoplasms and acute leukemia［J］.Blood,2016,127(20):2391-2405.

［29］BERENTSEN S,BARCELLINI W,D'SA S,et al.Cold agglutinin disease revisited: a multinational, observational study of 232 patients［J］.Blood,2020,136(4):480-488.

［30］BITTERMAN R,ELIAKIM-RAZ N,VINOGRAD I,et al.Influenza vaccines in immuno-suppressed adults with cancer［J］.Cochrane Database Syst Rev,2018,2(2):CD008983.

［31］BRODSKY R A.Warm Autoimmune Hemolytic Anemia［J］.N Engl J Med,2019,381(7):647-654.

［32］FREY N,PORTER D.Cytokine Release Syndrome with Chimeric Antigen Receptor T Cell Therapy［J］.Biol Blood Marrow Transplant,2019,25(4):e123-e127.

［33］GAUTHIER J,TURTLE C J.Insights into cytokine release syndrome and neurotoxicity after CD19-specific CAR-T cell therapy［J］.Curr Res Transl Med,2018,66(2):50-52.

［34］GIRMENIA C,CANDONI A,DELIA M,et al.Infection control in patients with myelodysplastic syndromes who are candidates for active treatment: expert panel consensus-based recommendations［J］.Blood Rev,2019,34:16-25.

［35］GORSKI L A,HADAWAY L,HAGLE M,et al.2016 Infusion therapy standards of practice［J］.J Infus Nurs,2016,39(Suppl 1):S1–S159.

［36］HERSHKO C,CAMASCHELLA C.How I treat unexplained refractory iron deficiency anemia［J］.Blood,2014,123(3):326–333.

［37］HILL J A,LI D,HAY K A,et al.Infectious complications of CD19–targeted chimeric antigen receptor–modified T–cell immunotherapy［J］.Blood,2018,131(1):121–130.

［38］JAURÉGUIBERRY S,NDOUR P A,ROUSSEL C,et al.Postartesunate delayed hemolysis is a predictable event related to the lifesaving effect of artemisinins［J］. Blood,2014,124(2):167–175.

［39］JUMEAN K,ARQOUB A A,HAWATMEH A,et al.Warfarin–induced leukocytoclastic vasculitis and proteinuria［J］.J Family Med Prim Care,2016,5(1):160–162.

［40］KISS J E,BRAMBILLA D,GLYNN S A,et al.Oral iron supplementation after blood donation: a randomized clinical trial［J］.JAMA,2015,313(6):575–583.

［41］LEE D W,SANTOMASSO B D,LOCKE F L,et al.ASTCT Consensus Grading for Cytokine Release Syndrome and Neurologic Toxicity Associated with Immune Effector Cells［J］. Biol Blood Marrow Transplant,2019,25(4):625–638.

［42］MCMULLIN M F,HARRISON C N,ALI S,et al.A guideline for the diagnosis and management of polycythaemia vera. A British Society for Haematology Guideline ［J］.Br J Haematol,2019,184(2):176–191.

［43］MITHOOWANI S,GREGORY–MILLER K,GOY J,et al.High–dose dexamethasone compared with prednisone for previously untreated primary immune thrombocytopenia: a systematic review and meta–analysis［J］.Lancet Haematol,2016,3(10):e489–e496.

［44］RUBIN D B,DANISH H H,ALI A B,et al.Neurological toxicities associated with chimeric antigen receptor T–cell therapy［J］.Brain,2019,142(5):1334–1348.

［45］SCHUSTER S J,BISHOP M R,TAM C S,et al.Tisagenlecleucel in Adult Relapsed or Refractory Diffuse Large B–Cell Lymphoma［J］.N Engl J Med,2019,380(1):45–56.

［46］SHANK B R,DO B,SEVIN A,et al.Chimeric Antigen Receptor T Cells in Hematologic Malignancies［J］.Pharmacotherapy,2017,37(3):334–345.

［47］TERSTEEG C,ROODT J,VAN RENSBURG W J,et al.N–acetylcysteine in preclinical mouse and baboon models of thrombotic thrombocytopenic purpura［J］. Blood,2017,129(8):1030–1038.

［48］TURTLE C J,HAY K A,HANAFI L A,et al.Durable Molecular Remissions in Chronic Lymphocytic Leukemia Treated With CD19–Specific Chimeric Antigen Receptor – Modified T Cells After Failure of Ibrutinib［J］.J Clin Oncol,2017,35(26):3010–3020.